为弟子谭波《国医启蒙》再版题

国医启蒙
薪火相传

甲辰年初春
金世元

▲国医大师金世元为《国医启蒙》改版题词

培根育苗

辛丑年为国医启蒙馆题 谭悦新

▲谭悦新中将为国医启蒙馆题词

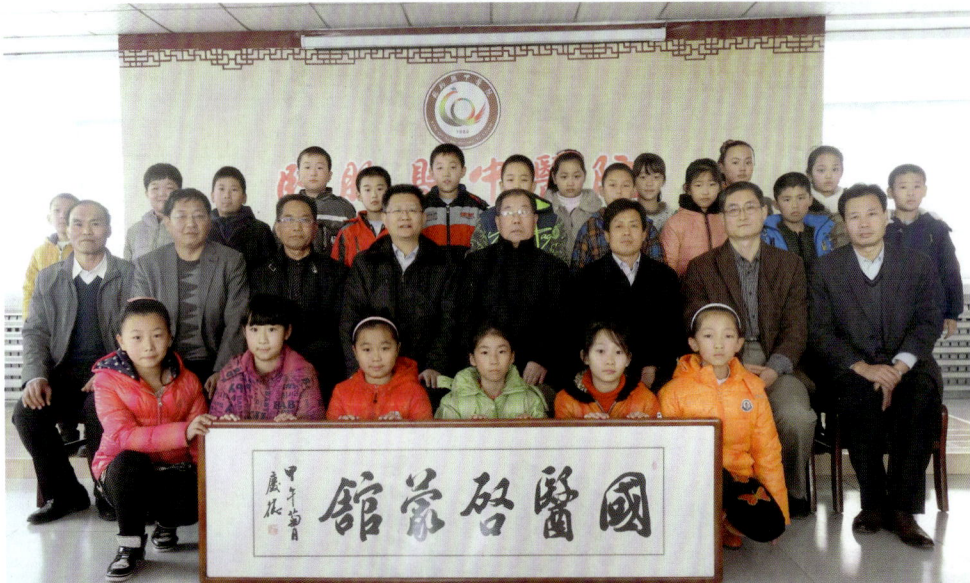

▲ 2014 年 12 月 13 日临朐县中医院国医启蒙馆第一期开班师生合影。
山东省名老中医药专家、山东省十大名医、山东省中医药大学尹常健教授
担任名誉馆长，临朐县原县委书记、潍坊市政协副主席王庆德题写馆名

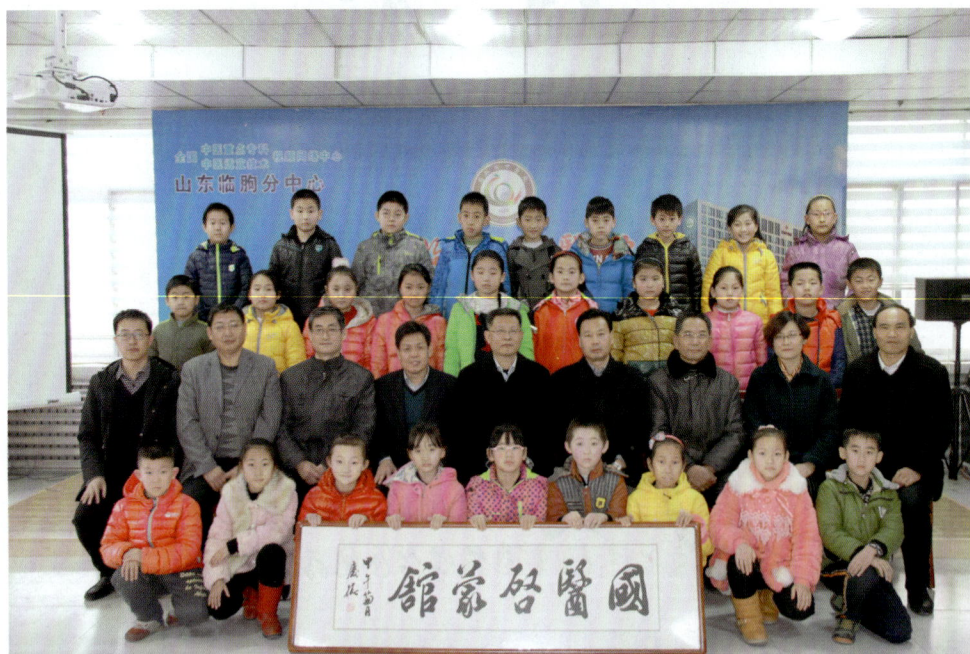

▲ 2016 年 1 月 17 日临朐县中医院国医启蒙馆第二期开班师生合影

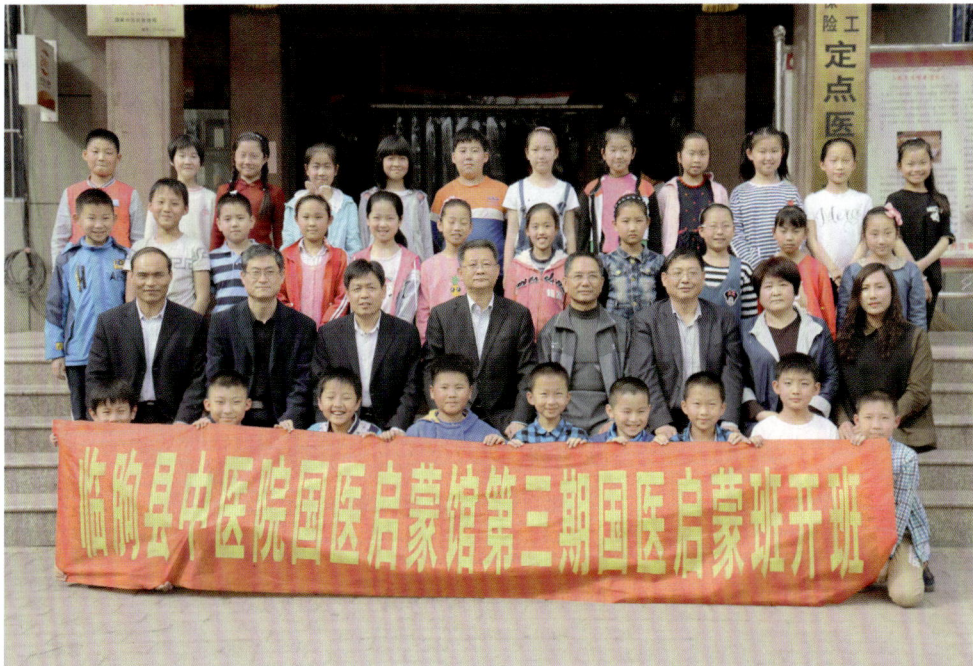

▲ 2017 年 4 月 15 日临朐县中医院国医启蒙馆第三期开班师生合影

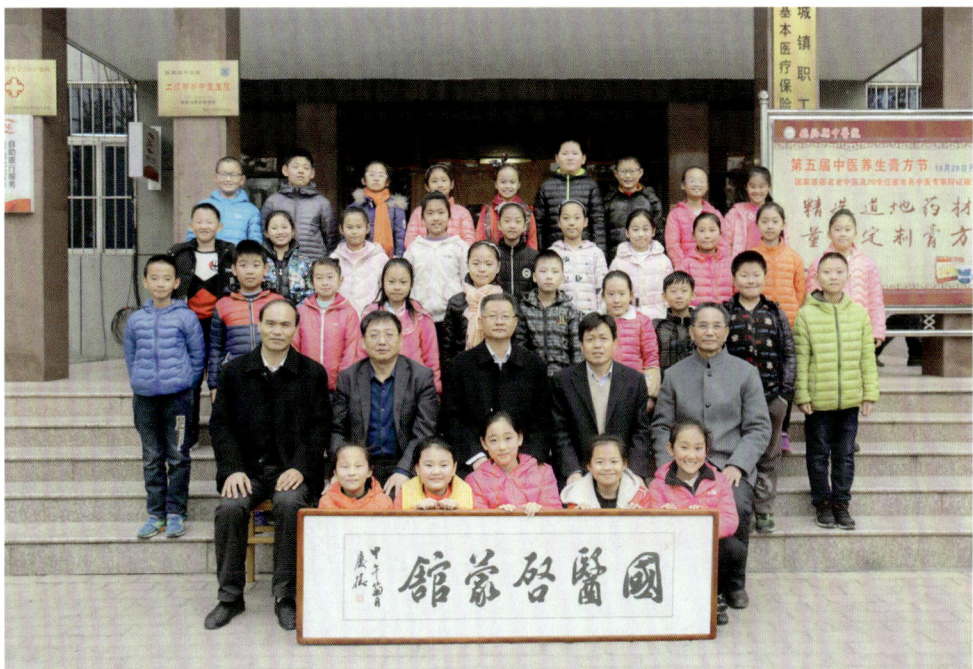

▲ 2017 年 12 月 3 日临朐县中医院国医启蒙馆第四期开班师生合影

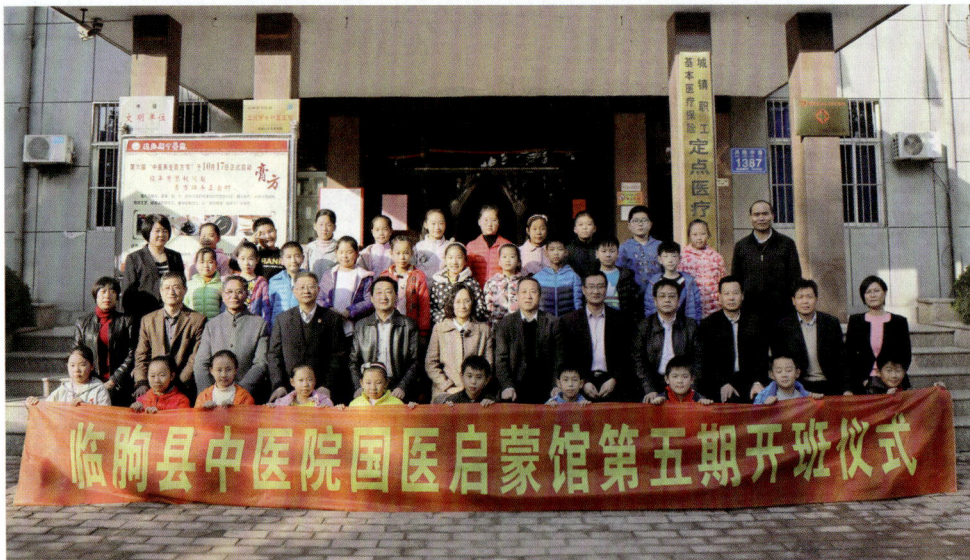

▲ 2018 年 11 月 10 日临朐县中医院国医启蒙馆第五期开班师生合影

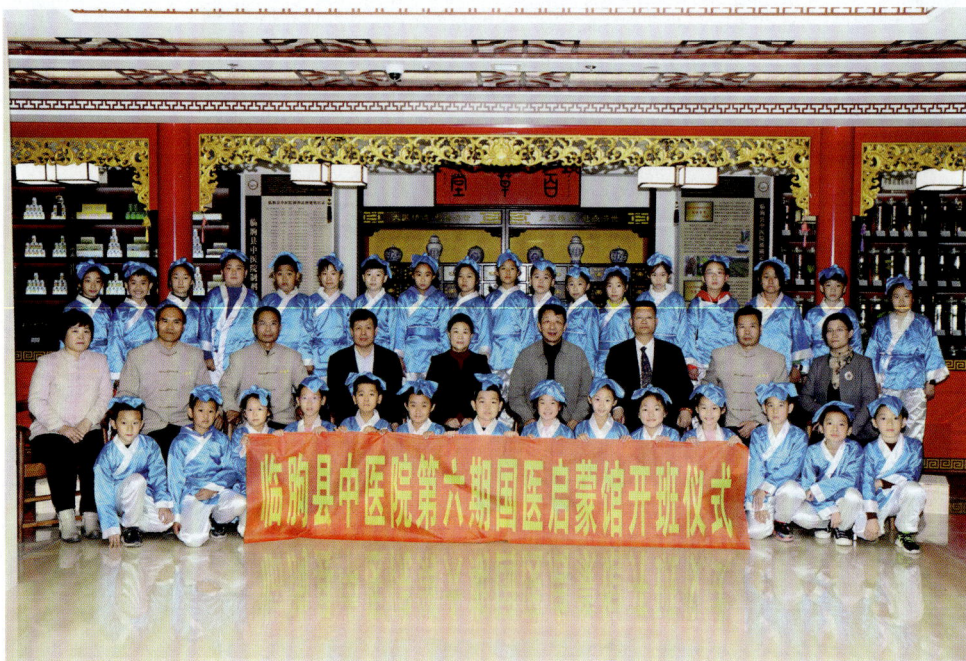

▲ 2019 年 10 月 28 日临朐县中医院国医启蒙馆第六期开班师生合影

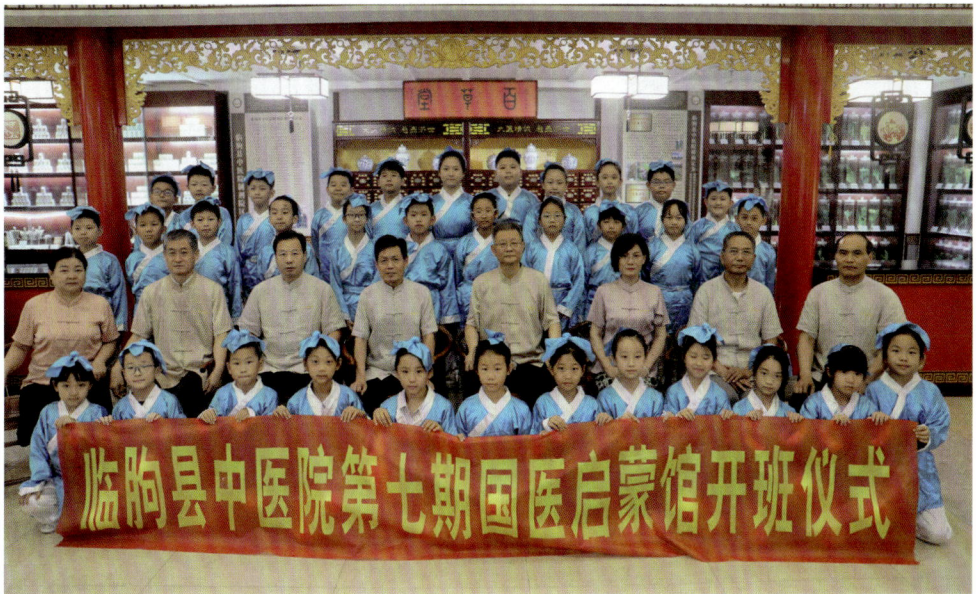

▲ 2023 年 7 月 1 日临朐县中医院国医启蒙馆第七期开班师生合影

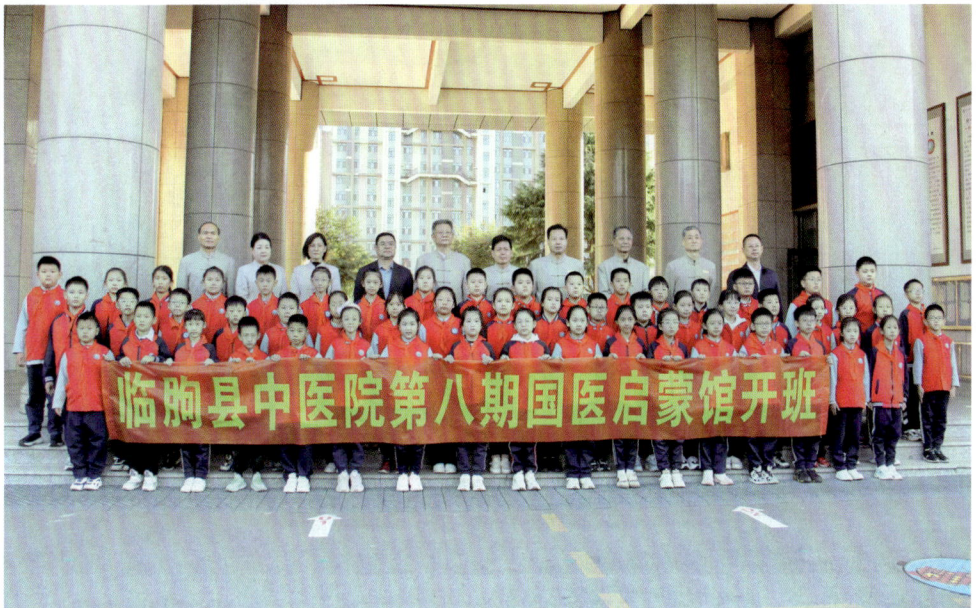

▲ 2023 年 10 月 21 日临朐县中医院国医启蒙馆第八期开班师生合影

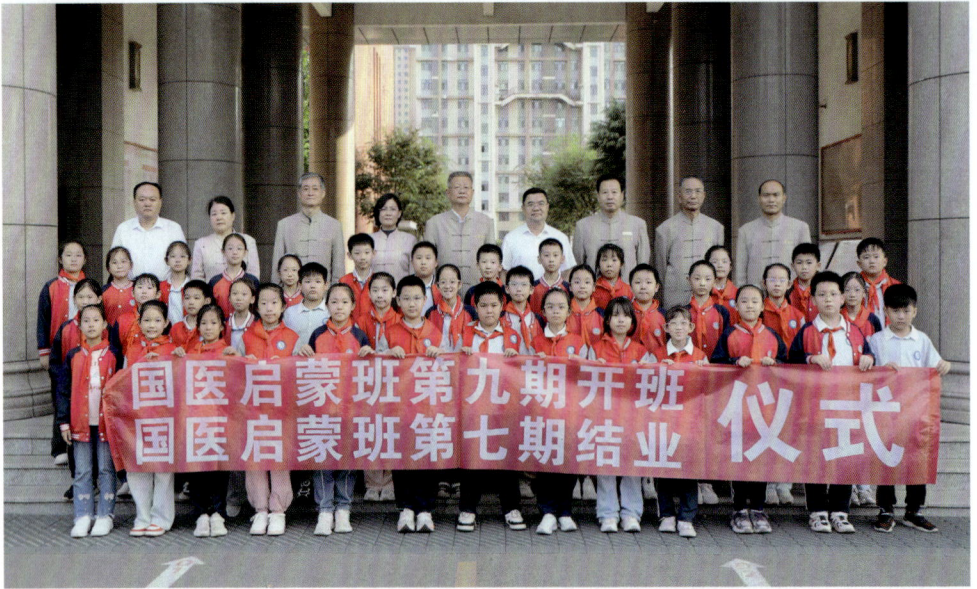
▲ 2024 年 9 月 27 日临朐县中医院国医启蒙馆第九期开班

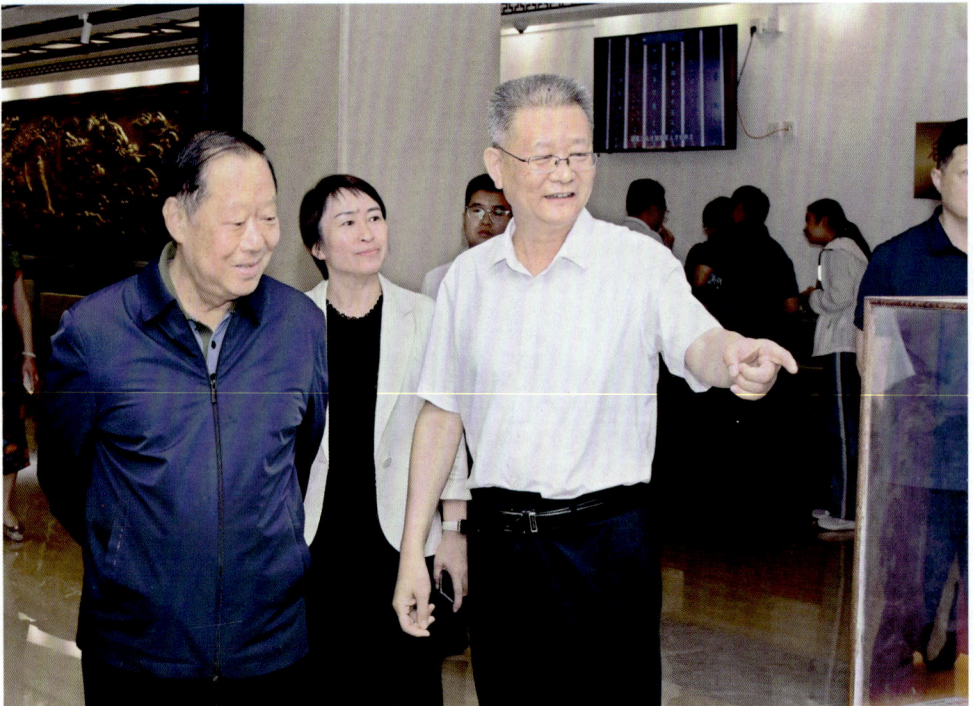
▲ 2024 年 5 月 31 日第十二届全国政协副主席、农工党中央原常务副主席刘晓峰
视察国医启蒙馆

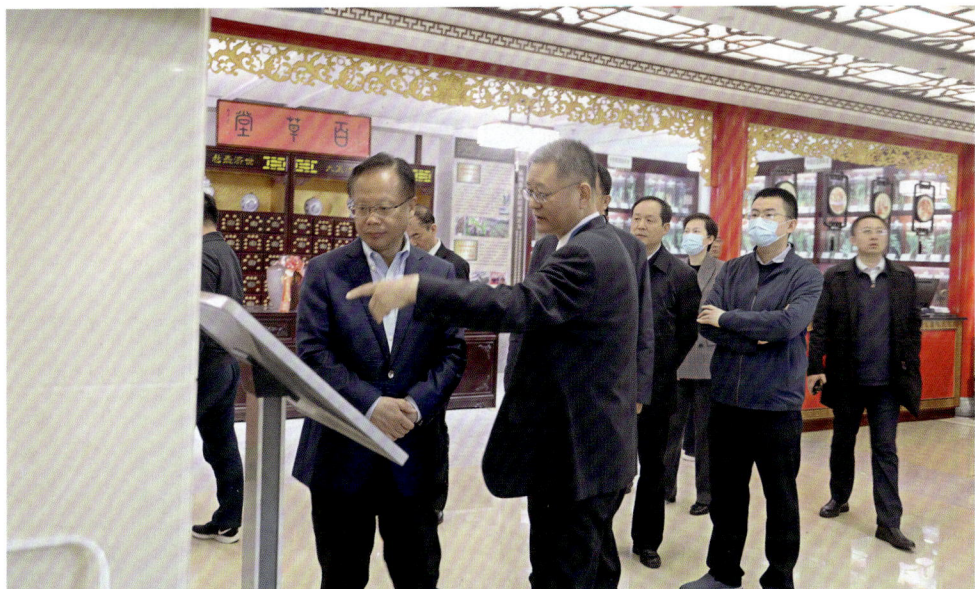

▲国家中医药管理局原副局长秦怀金到临朐县中医院参观指导

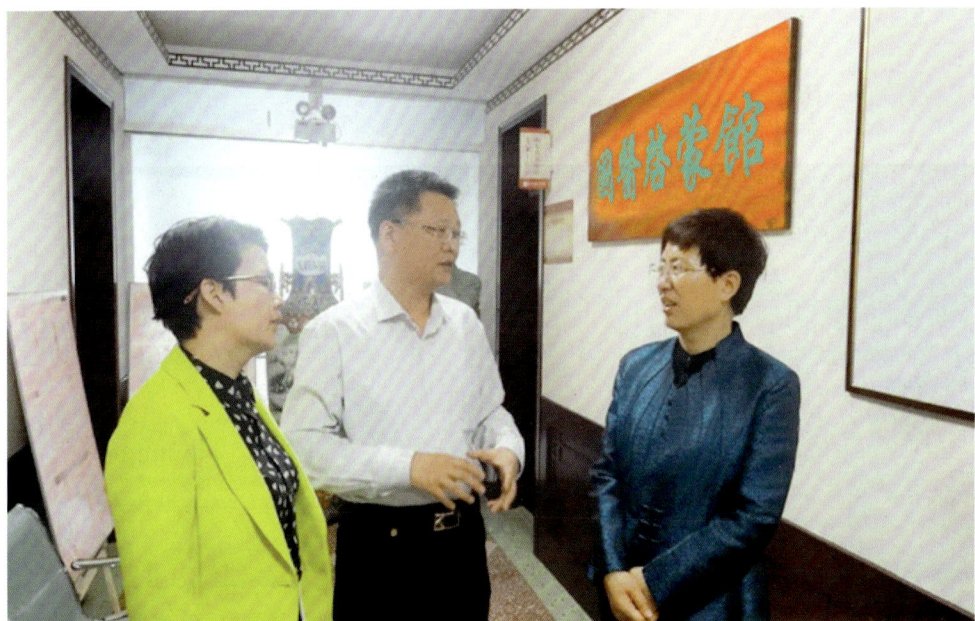

▲ 2015 年 4 月 27 日时任山东省副省长王随莲视察国医启蒙馆

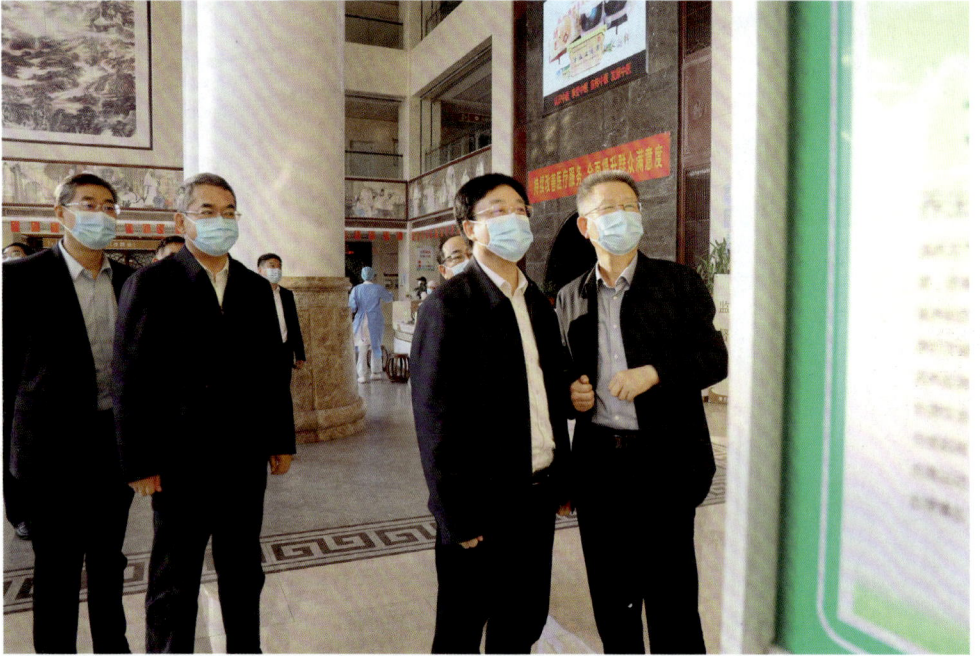

▲ 2021 年 11 月 3 日时任潍坊市市长刘运到临朐县中医院视察国医启蒙馆

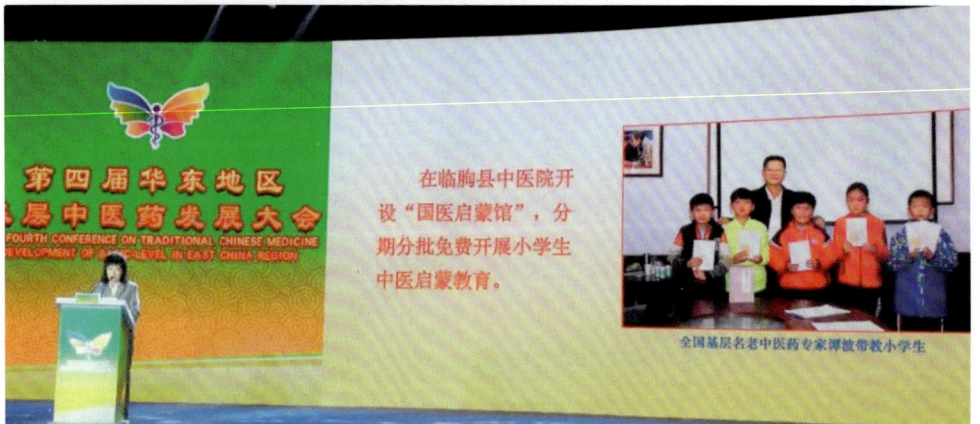

▲ 2019 年 4 月 26 日时任潍坊市副市长李平在第四届华东地区基层中医药发展大会上
介绍临朐县中医院国医启蒙馆创办经验

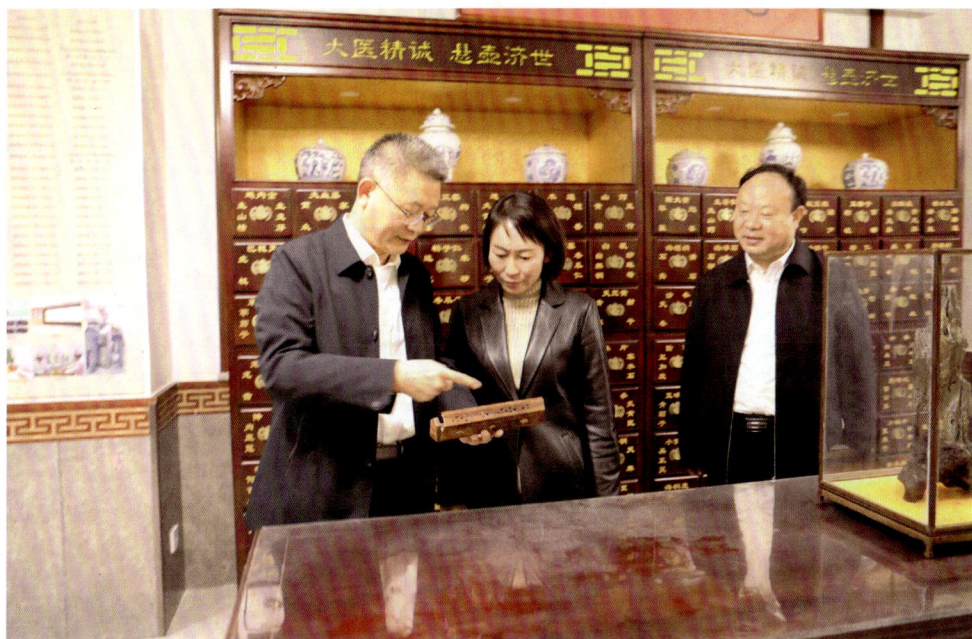

▲ 2021 年 10 月 26 日时任临朐县委书记刘艳芳、县卫生健康局局长李法军视察国医启蒙馆

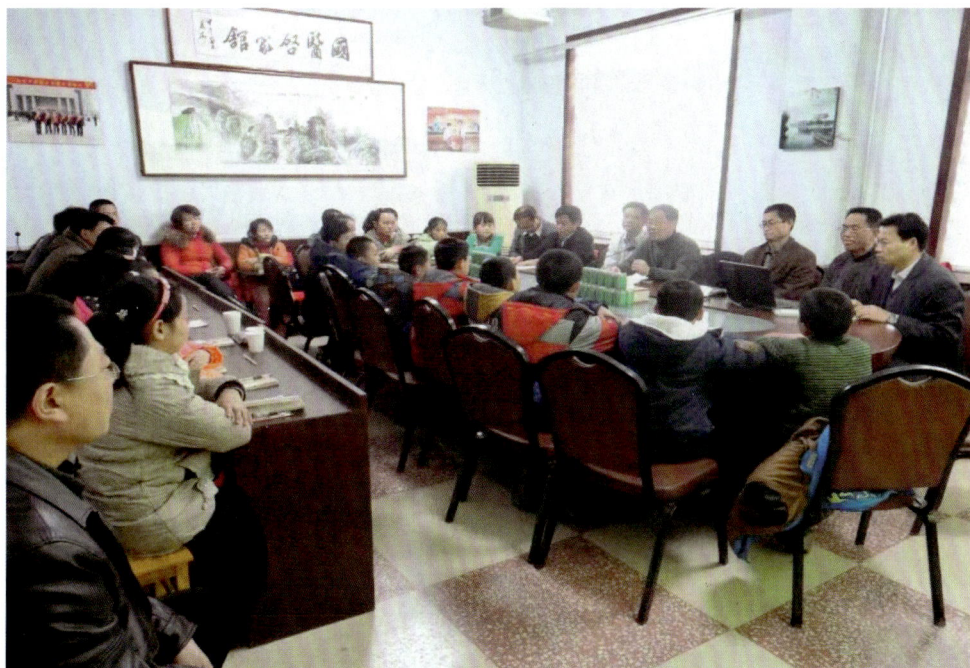

▲山东省名老中医药专家、山东省十大名医、山东中医药大学附属医院尹长健教授
为首期国医启蒙馆学生授课

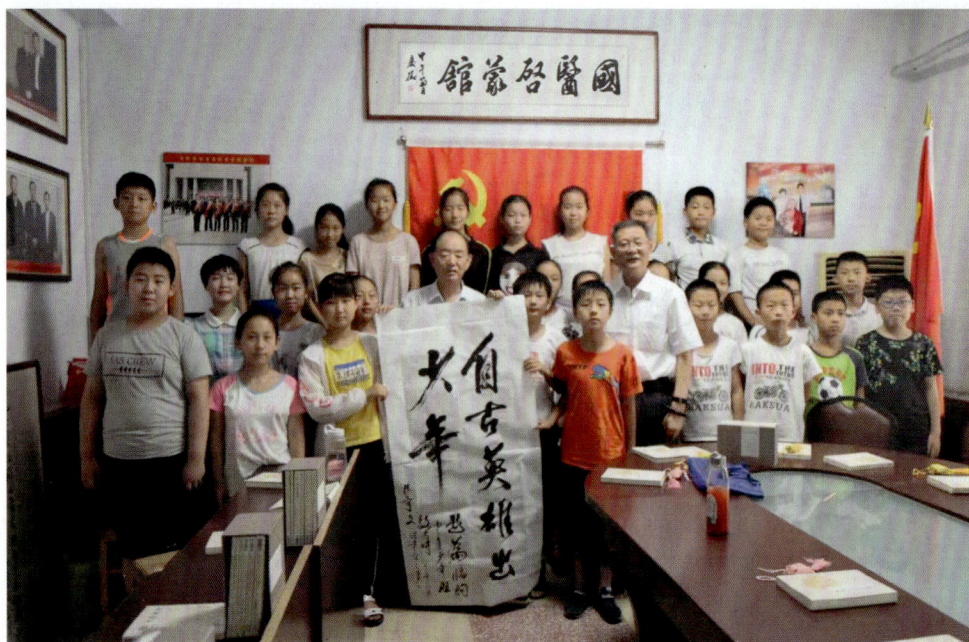

▲全国名中医张奇文为国医启蒙馆学生授课并题字

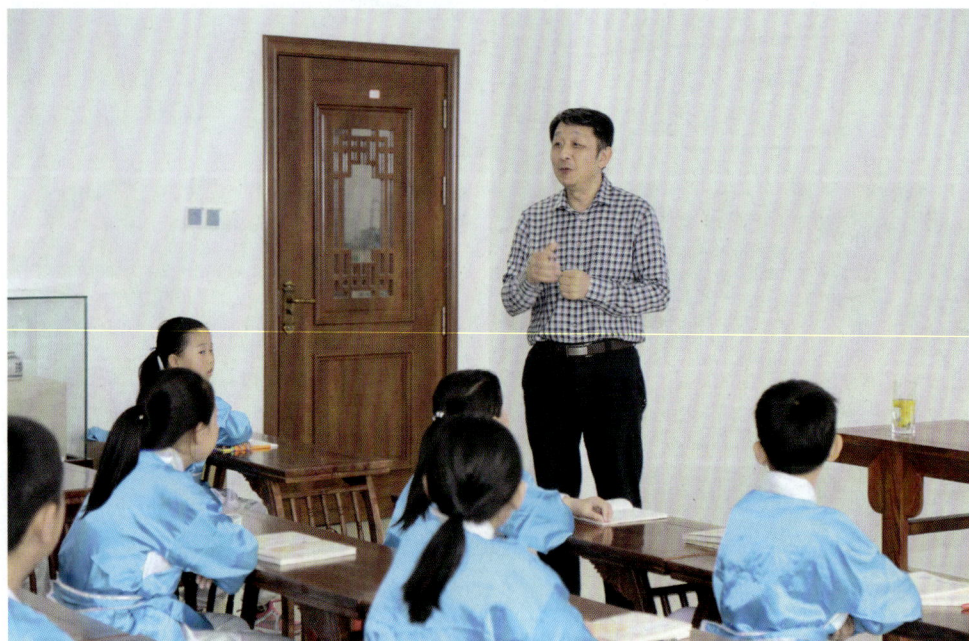

▲山东中医药大学中医文献与文化研究院教授、硕士生导师、中华中医药学会首席
健康科普专家刘更生教授为国医启蒙馆学生授课

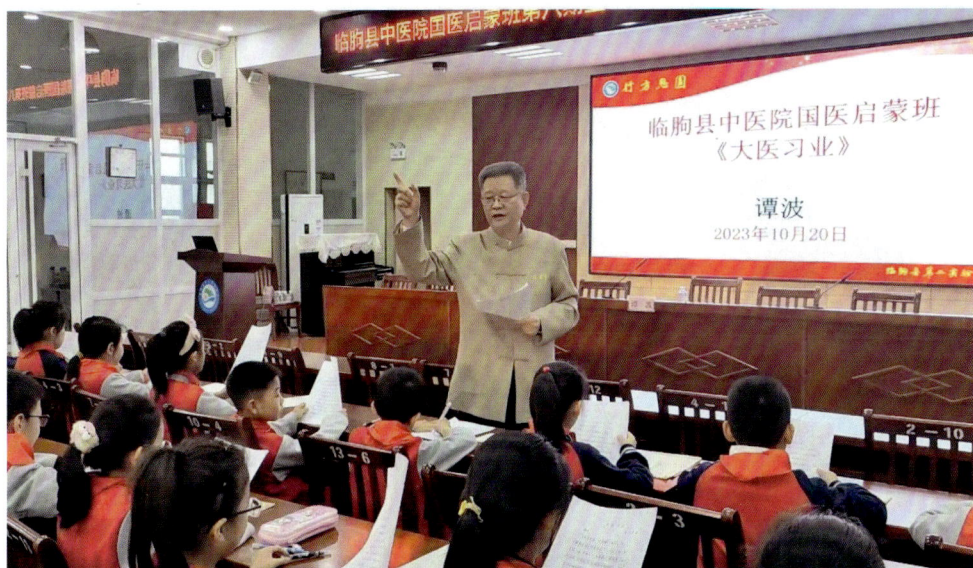

▲全国基层名老中医药专家、山东省名老中医药专家、国医启蒙馆馆长谭波为
国医启蒙馆学生授课

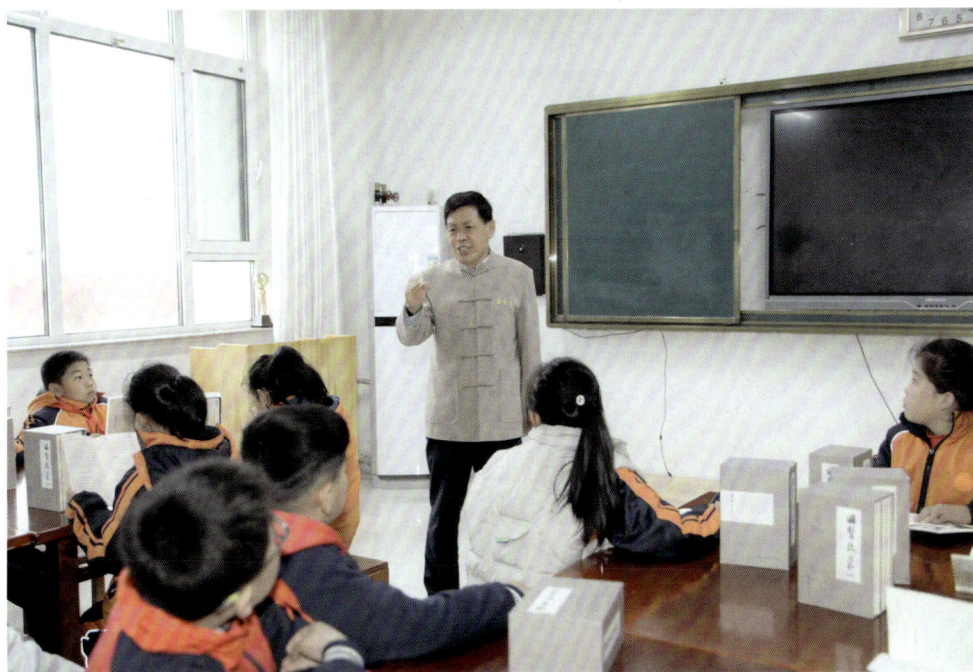

▲山东省名老中医药专家李培乾为国医启蒙馆学生授课

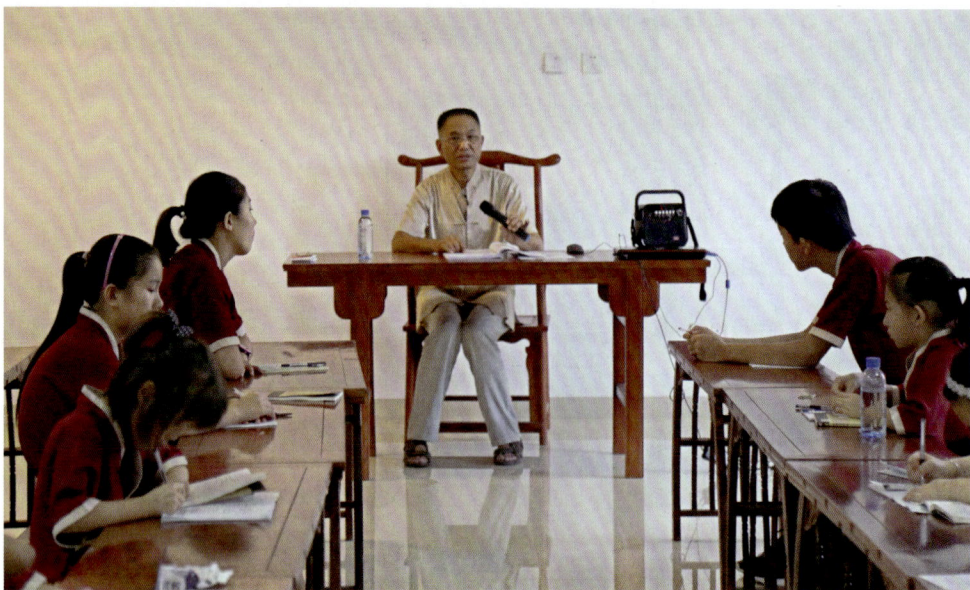

▲临朐县名中医胡文宝为国医启蒙馆学生授课

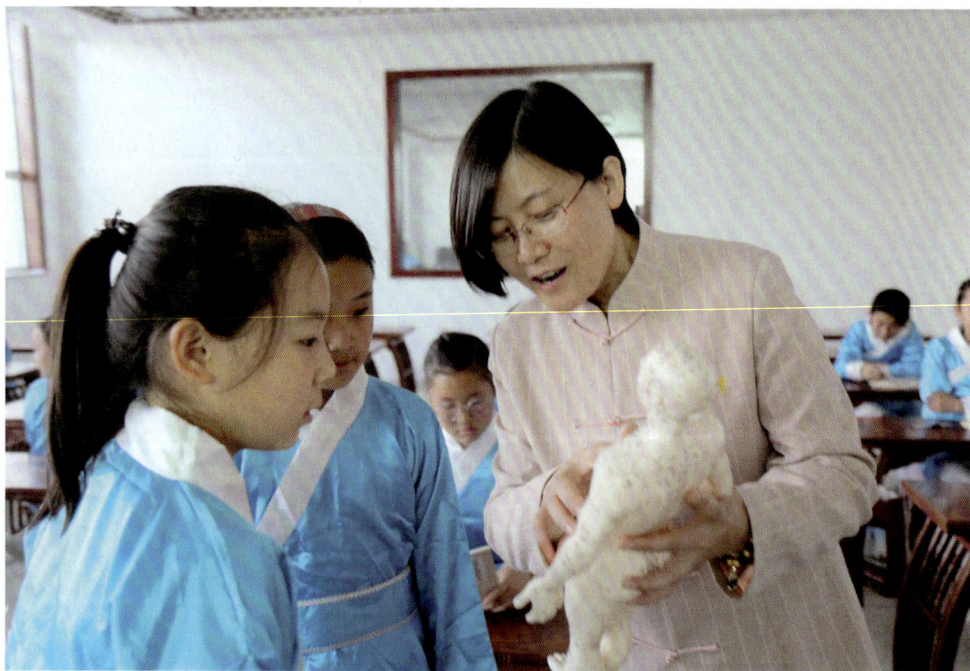

▲潍坊市名中医刘华为国医启蒙馆学生授课

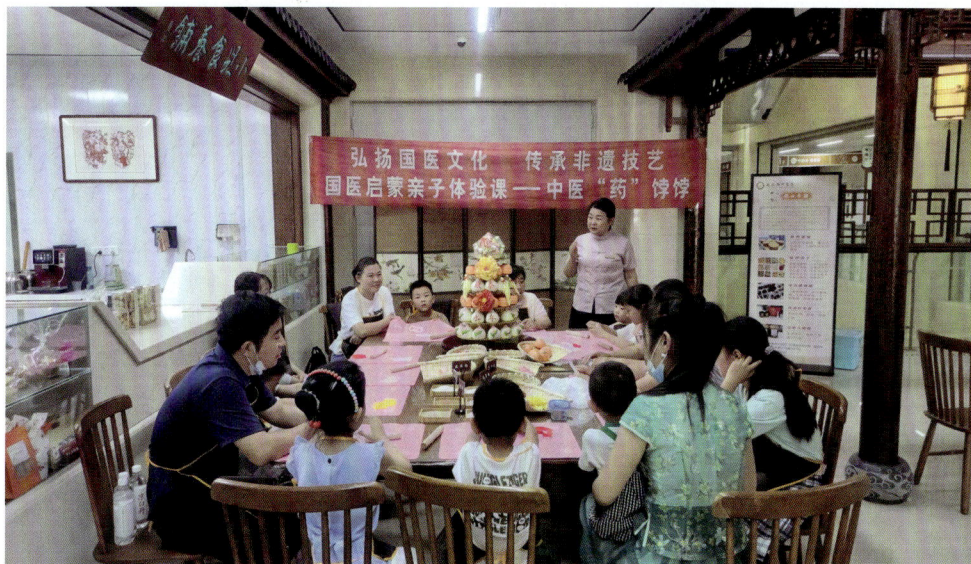

▲ 2023 年 7 月 7 日国医启蒙亲子体验课

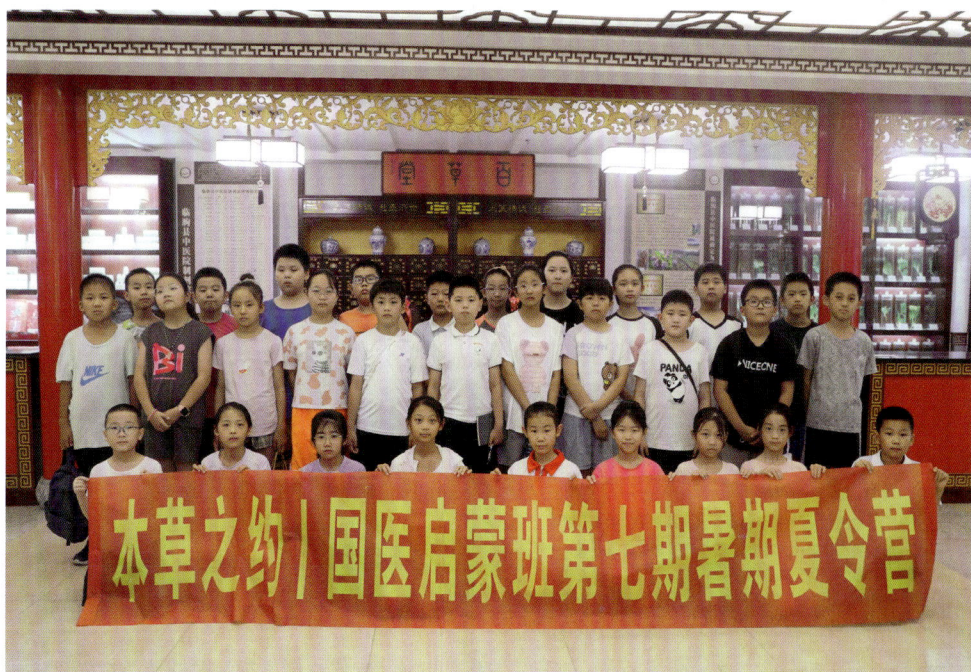

▲ 2023 年 8 月 1 日国医启蒙馆暑期夏令营

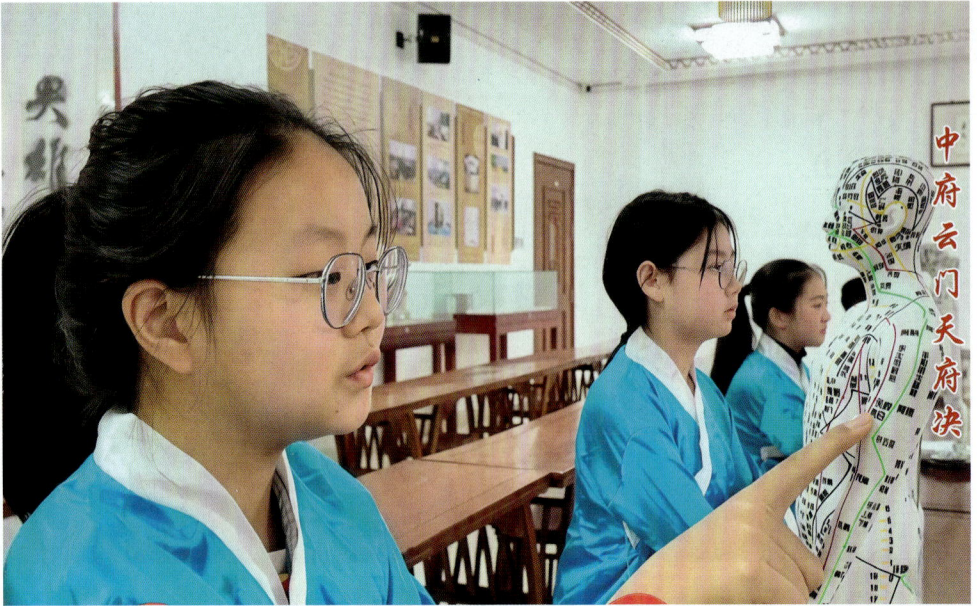

▲ 2025 年 1 月 4 日国医启蒙馆穴位认知课

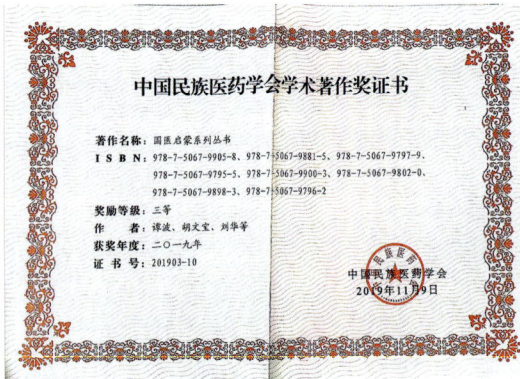

◀《国医启蒙系列》荣获"中国民族医药学会学术著作奖三等奖"

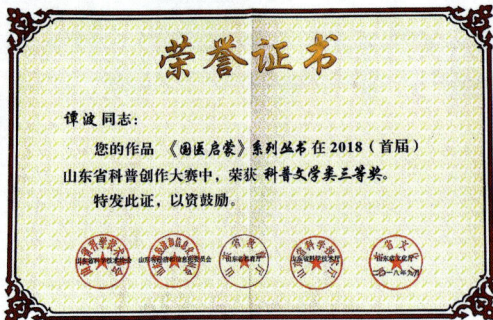

◀《国医启蒙系列》荣获"山东省科普创作大赛科普文学类三等奖"

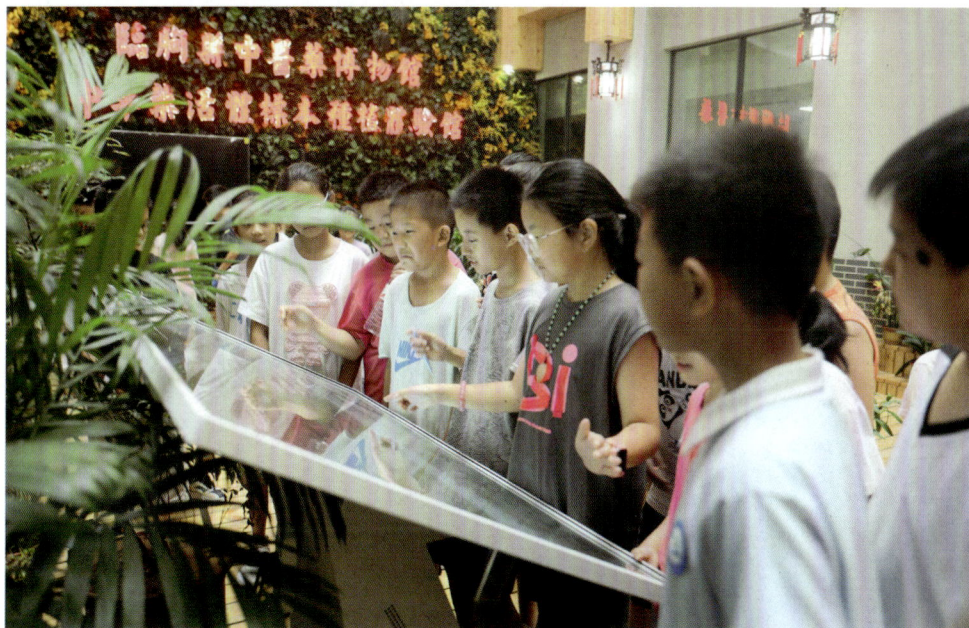

▲国医启蒙馆夏令营营员们查看中药活体标本库

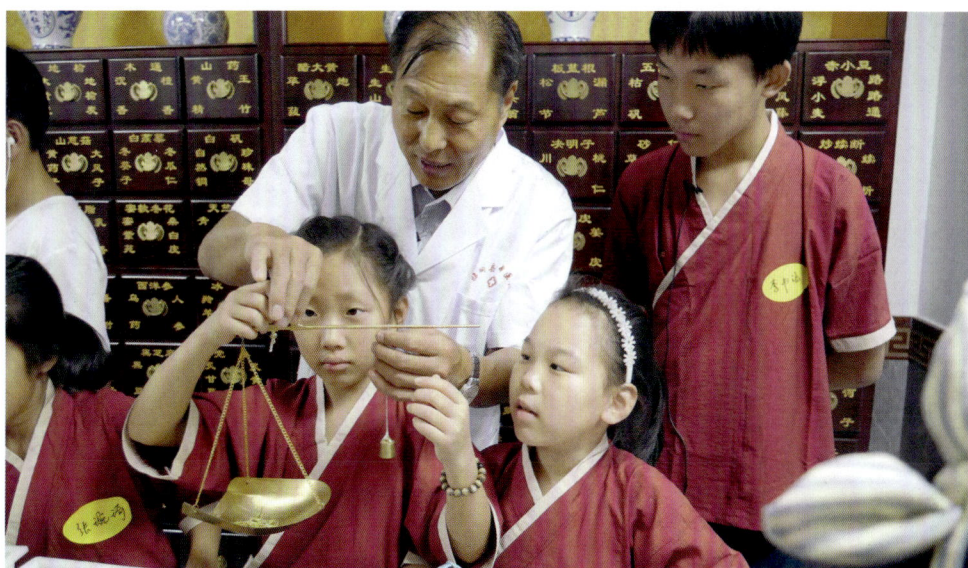

▲国医启蒙馆夏令营营员们辨识中药饮片、学习称量

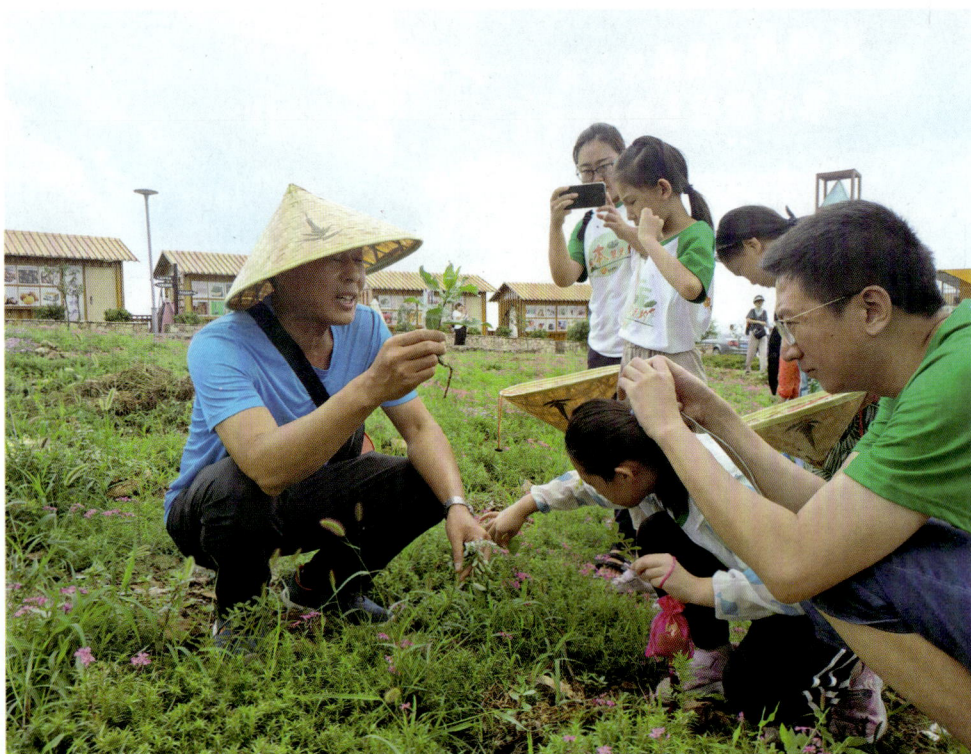

▲国医启蒙馆夏令营营员们辨识中草药

国医启蒙 第三册

内经选诵

谭波 刘华
李培乾 胡文宝 编著

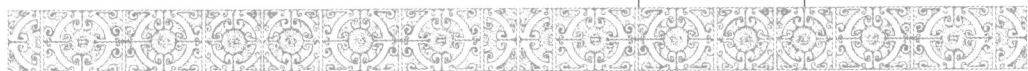

中国健康传媒集团
中国医药科技出版社

内 容 提 要

　　《内经选诵》是一部为中医爱好者和初学者精心编选的教材，旨在传承和弘扬中医经典文化。本书从《黄帝内经》中精选了具有代表性和实用性的篇章，涵盖养生、阴阳五行、藏象、经络、病因病机、诊法、治则治法、病证多个方面，全面展现了中医理论的核心内容。选录的章节注重理论重要性、临床指导价值以及对中医文化传承的意义，力求为读者呈现《内经》的精华部分。为方便学习者诵读记忆，所选古文配有拼音，同时附有注释、提要和释义，方便读者理解。

图书在版编目（CIP）数据

内经选诵 / 谭波等编著 . -- 北京：中国医药科技出版社 , 2025. 5. -- （国医启蒙）. -- ISBN 978-7-5214
-5217-4

　　Ⅰ . R221

中国国家版本馆 CIP 数据核字第 20252FX557 号

美术编辑　陈君杞
版式设计　也　在

出版　**中国健康传媒集团** ｜ 中国医药科技出版社
地址　北京市海淀区文慧园北路甲 22 号
邮编　100082
电话　发行：010-62227427　　邮购：010-62236938
网址　www.cmstp.com
规格　710 × 1000 mm $^1/_{16}$
印张　11 $^3/_4$
字数　200 千字
版次　2025 年 5 月第 1 版
印次　2025 年 5 月第 1 次印刷
印刷　河北环京美印刷有限公司
经销　全国各地新华书店
书号　ISBN 978-7-5214-5217-4
定价　**38.00** 元

获取新书信息、投稿、为图书纠错，请扫码联系我们。

金 序

振兴中医药事业，人才是关键。如何培养出优秀中医药人才，是完全按照现代院校教育模式？还是兼顾古代中医药师承？大家争论很多，也做了不少探索。

培养一个优秀的中医人才，需要很长时间。中医成长之路，非经典名著滋养下的躬身实践，别无蹊径。我从 14 岁在药店当学徒，已有 84 年，自己跟师学徒，深知带徒之法，口传手授，可述书稿之所未述、教材之所未及。我嗜学经典，广采博记，2014 年入选第二届"国医大师"。听过不如见过，见过不如干过。一个好医生，不仅要学识丰富，还要经验丰富，"学验俱丰"才能有可靠的疗效，只有大量的实践，才能上升到能力。实地观摩，实习实践，理论联系实际，将经验应用于临床实际，是中医学术的活态传承。我以从医 80 多年的经历告诉大家，学习中医就是要练"童子功"，要从娃娃抓起。

今爱徒谭波，勤于学习，善于创新。开"国医启蒙馆"，撰《国医启蒙系列》为教材，挑选小学在校学生，利用周末时间教授中医经典。他提出的中医文化教育从娃娃抓起，让孩子们拥有中医药文化"母语化"的理念，我十分赞同，恰合我意！

谭波和他的同道们创办的国医启蒙班已开办了 8 期，根据教学实践，现在将《国医启蒙系列》教材修订改版。这套书有可自学的"中医经典"，又有学院的教材内容，引用的经典原文分别有注音、词解和白话释义，部分段落有内容的提要，较之前教材更贴近实际生活，更适合教学使用，也是中医爱好者学习中医很好的入门教材。

人生易老，时不我待，转眼我已近百岁，唯愿中医药事业薪火相传，后继有人。爱徒谭波的《国医启蒙系列》改版，让中医药文化走进校园，中医药知识"母语化"，使中医药之振兴踏实前进，足慰我心！

复兴中医待后生！

是以为序。

国医大师 金世元

2024 年 3 月

自　序

为传承、弘扬中医药文化，探索中医教育从小学生抓起的路子，我提出了儿童中医药知识"母语化"的理念，并于 2014 年 12 月在临朐县中医院创办"国医启蒙馆"。从临朐县第二实验小学四年级语文成绩优秀的学生中，选择三十个孩子，利用周末一个下午的时间，免费教授中医药知识。每期学制两年（四年级、五年级）。

由我担任国医启蒙馆馆长，山东省名老中医药专家、山东省十大名医、山东中医药大学附属医院尹常健教授任名誉馆长。该院全国、省、市、县名中医团队专家轮流上课。全国名中医张奇文，山东中医药大学尹常健教授、刘更生教授先后来国医启蒙馆授课。

针对四、五年级小学生记忆力好的特点，我们强化中医经典背诵，同时以讲故事的形式从中医起源开始，将中医文化的博大精深逐步展开，让小朋友们愿意听、听得懂，培养孩子们对中医药的浓厚兴趣，使他们能了解中医基本常识及简单的中医药保健知识，向家长宣传中医文化及中医常识，提升了家庭和社会的中医药文化氛围。2023 年，我们国医启蒙馆的首批学员王广毓考入了山东中医药大学。

国医启蒙馆创办以来，受到社会各界的广泛关注和好评，潍坊市卫生健康委在全市进行推广，《中国医药报》《大众日报》《联合日报》等进行过专题报道。国家中医药管理局原副局长秦怀金，山东省原副省长王随莲，国医大师、中国工程院院士石学敏以及山东省卫生健康委、山东中医药大学专家学者先后来临朐县中医院调研考察，给予了高度评价。并在第四届华东地区基层中医药发展大会、山东省中医药文化推进会及全国各地做经验交流。

结合教学，我于2017年主持编纂了《国医启蒙系列》丛书作为国医启蒙馆的教材。全书共8册67万字，包括《内经选诵（注音版）》《注解雷公药性赋（注音版）》《图解标幽赋（注音版）》《经典医古文诵读（注音版）》《中医史上的那些人与事儿》《博大精深的中医之理》《医学三字经诵读(注音版)》《濒湖脉学诵读》《汤头歌诀诵读（注音版）》。该套丛书在2018年首届山东省科普创作大赛中荣获科普文学类三等奖，2019年获得中国民族医药学会学术著作三等奖。在此基础上，国医启蒙馆教学组已完成科研1项，即《儿童国医启蒙教学方法与效果的探讨》，发表《儿童中医启蒙教学方法与效果的探讨》《中医启蒙教育的研究探索》2篇论文。

国医启蒙馆开馆已十个年头了，根据教学实践需要，我们对《国医启蒙系列》丛书的内容进行调整补充，增加了中医的诊断方法、治疗方法、中药使用知识、《内经》概论及中医大事年表等，拟以改版。改版后的教材更加切合教学实用，更可读易学。

感谢九十八岁高龄的恩师金世元国医大师为本书改版题词并作序！

感谢十年来国医启蒙馆全体教师的辛勤付出！

感谢关心支持国医启蒙馆工作的领导和社会各界人士！

感谢为本书文字录入工作做出贡献的刘帼豪、杨静、马铭科同志！

谭波

2025年3月

编写说明

  《黄帝内经》(简称《内经》)作为中医学的理论源泉,其学术价值与文化意义历经千年而弥足珍贵。它不仅是中国古代医学智慧的结晶,更是中华民族哲学思想与自然科学融合的典范。学习《内经》,不仅能帮助我们深入理解中医理论的精髓,还能让我们领略到古代先贤对生命、自然和宇宙的深刻洞察。其蕴含的整体观念、阴阳五行学说、藏象经络理论等,为现代医学研究提供了独特的视角和方法,也为人类健康事业贡献了宝贵的智慧。

  本书收录了《内经》中具有代表性和实用性的经典篇章,涵盖了概论、养生、阴阳五行、藏象、经络、病因病机、诊法、治则治法等多个方面。在收录标准上,我们着重考虑了理论重要性、临床指导价值以及对中医文化传承的意义。例如,《素问·上古天真论篇》阐述了养生之道与生命规律,为养生学奠定了基础;《灵枢·经脉》则详细论述了经络系统的循行与功能,是针灸学的核心内容。这些篇章不仅在学术上具有高度的权威性,而且在实践中具有广泛的指导意义。

  在编排方式上,本书对原文进行拼音标注,使我们的读者能够更好地阅读,并且按照中医理论体系的逻辑结构进行编排,从基础理论到临床应用,从宏观的整体观念到微观的脏腑经络,循序渐进地引导读者深入学习。每一章节都配有详细的提要、注释、释义,旨在帮助读者更好地理解原文,掌握其核心思想。此外,本书还特别注重理论与实践的结合,通过选取与临床密切相关的篇章，使读者能够将《内经》的理论知识与实际的医疗实践进行对比，能更好地进行学习。

　　本书的编写初衷是希望通过精选《内经》的经典篇章，为中医爱好者、初学者提供一本简洁实用的学习教材。我们希望通过本书，能够让读者更加系统地学习《内经》的理论知识，更好地理解和运用中医的思维方式和治疗方法。同时，我们也希望通过本书的传播，进一步弘扬中医文化，推动中医学的传承与发展。

　　总之，《内经选诵》的出版，旨在为中医的学习与研究提供一份精要的指南。我们相信，通过对《内经》的学习与领悟，读者不仅能够提升自身的医学素养，更能从中汲取智慧，为维护人类健康做出贡献。

编者
2025 年 2 月

目　录

概论篇　　《内经》概述　/ 2

养生篇　　素问·上古天真论篇　/ 6

素问·四气调神大论篇　/ 13

阴阳五行篇　　素问·阴阳应象大论篇　/ 20

素问·金匮真言论篇　/ 22

藏象篇　　素问·灵兰秘典论篇　/ 26

素问·五脏别论篇　/ 29

素问·六节藏象论篇　/ 32

灵枢·海论　/ 34

素问·经脉别论篇　/ 36

灵枢·脉度　/ 39

灵枢·决气　/ 40

灵枢·本脏　/ 43

灵枢·本神　/ 45

灵枢·营卫生会　/ 48

经络篇　　　灵枢·经脉　/ 52

病因病机篇　素问·生气通天论篇　/ 86

素问·至真要大论篇　/ 90

灵枢·百病始生　/ 93

诊法篇　　　素问·阴阳应象大论篇　/ 96

素问·脉要精微论篇　/ 97

素问·平人气象论篇　/ 104

素问·玉机真脏论篇　/ 106

素问·疏五过论篇　/ 110

治则治法篇　素问·阴阳应象大论篇　/ 118

素问·至真要大论篇　/ 120

素问·五常致大论篇　/ 124

素问·脏气法时论篇　/ 126

病证篇

素问·热论篇 / 130

素问·咳论篇 / 132

素问·举痛论篇 / 136

素问·风论篇 / 139

素问·痹论篇 / 141

素问·厥论篇 / 143

素问·痿论篇 / 145

素问·水热穴论篇 / 148

素问·汤液醪醴论篇 / 150

素问·奇病论篇 / 153

素问·病能论篇 / 156

灵枢·痈疽 / 158

《黄帝内经》（简称《内经》）是我国现存医学文献中最早的一部典籍，由《素问》《灵枢》两部分组成，总计162篇。它比较全面地论述了中医学的思维方法、理论原则和学术思想，构建了中医学理论体系的框架，为中医学的发展奠定了基础。中医学发展史上出现的许多著名医家和众多医学流派，从其学术思想的传承性来说，基本上都是在《内经》理论体系的基础上发展起来的。因此，历代医家非常重视研读《内经》，尊之为"医家之宗"，是历代学习中医学的必读之书。《内经》所揭示的生命活动规律及其思维方式，对当代以及未来生命科学的研究和发展也有一定的启示。本篇明晰《内经》的重要地位，充分强调《内经》的重要性，概述《内经》理论体系形成发展与学术特点。

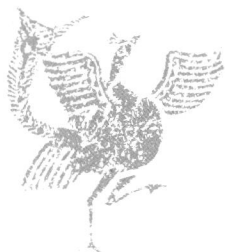

概论篇

《内经》概述

　　《内经》是我国现存最早、影响最大的一部医学典籍，是中医四大经典著作之一，被后世尊为"医家之宗"，是学习中医的必读之书。

　　《内经》是我国劳动人民长期与疾病斗争的经验总结，一般认为成书于春秋战国时期，从文字和内容等方面看，不是一人一时之作。其是春秋战国至秦汉时代许多医学家总结在此之前人们同疾病做斗争的经验集，并托名黄帝所写。在秦汉时代的整理过程中，也收入了当时的医学成就。

　　春秋战国时期，我国的社会科学和自然科学已发展到一定的水平。古代人民在长期的不断实践和反复认识中，逐步把感性认识上升为理性认识，从而产生了理论。逐步形成了朴素的唯物观和辩证法思想，从而批判了宗教迷信等唯心论。当时诸子百家争鸣，学术蜂起，医学亦随之发展。就是在这种时代背景下，医家逐步总结实践经验，形成《内经》系统的医学理论。其理论原则和学术思想又指导着临床实践。

　　《内经》以黄帝、岐伯、雷公对话的形式，阐述病机病理，主张不治已病治未病，同时主张养生、摄生、益寿、延年。研究人体生理、病理、疾病诊断、治疗原则和药物。在黄老道家理论上建立了中医的"阴阳五行学说""脉象学说""藏象学说""经络学说""病因学说""病机学说""病证""诊法""论治"及"养生学""五运六气"等学说，从整体观上来论述医学，形成了自然、生物、心理、社会的"整体医学模式"，奠定了中医理论的基础框架，千年不撼。

　　《内经》分为《素问》与《灵枢》两个部分，共十八卷，一百六十二篇。《素问》一书，以"黄帝"与"岐伯"平素讨论问答的形式来阐述医学问题，故名《素问》，重点论述了脏腑、经络、病因、病机、病证、诊法、治疗原则以及针灸等内容。"神灵之枢要，谓之《灵枢》"。这里的"灵"指的是治疗方法的灵验，"枢"则指的是针灸治疗在中医理论中的关键地位。因《灵枢》讨论经络、针灸的内容较多，后人又称之为《针经》。《灵枢》除论述脏腑、经络、病因、病机等内容外，还重点阐述了经络腧穴、针具、刺法及治疗原则等。

《内经》核心学术思想主要包括以下几个方面。

一是整体观念。认为人体是一个有机的整体，各个部位、器官之间相互联系、相互影响。同时，人与外界环境也是一个整体，自然界的变化会对人体产生影响，因此要顺应自然，保持机体与外界环境的平衡。

二是阴阳五行学说。阴阳五行学说是《内经》的理论基础之一。阴阳学说认为，世界由阴阳两种对立的力量所构成，阴阳平衡是机体健康的基本条件。五行学说则将自然界的事物归纳为金、木、水、火、土五种元素，它们之间存在着生、克、乘、侮的关系。

三是时序和气宜。中医学根植于中国传统文化的沃土之上，重视对时间节律的把握。天人相应，人之脏腑经脉与四时五运六气的时间变化同步律动，诊治疾病应充分考虑时间因素的影响。

四是治未病思想。强调预防为主，主张不治已病治未病。通过养生、摄生、益寿、延年等方法，减少疾病的发生。

《内经》的内容十分广博，除医学外，还记载了古代哲学、天文学、气象学、物候学、生物学、地理学、数学、社会学、心理学、音律学等内容，并将这些知识和成果渗透到医学中，因此《内经》是以医学为主体，涉及多学科的著作。正如南怀瑾先生所说：《黄帝内经》它不只是一部医书，它是包括"医世、医人、医国、医社会"，所有的医的书。

养生，是指保养生命。养生学说，是研究保持身体健康以延年益寿的理论、原则和方法的一门学问。

《内经》的养生学说，是在"天人相应"的整体思想指导下建立起来的，因而具有以下特点：一是把顺应自然作为养生的重要原则，强调要"顺四时而适寒暑""服天气，而通神明"，并提出了"春夏养阳，秋冬养阴"的原则。认为对自然界的阴阳变化，"逆之则灾害生，从之则疴疾不起"。二是把调摄精神情志作为养生的重要措施，指出要"恬淡虚无""保精全神""精神内守"，从而使"形体不蔽，精神不散"。三是重视保养正气在养生中的主导作用，认为"正气存内，邪不可干"。指出各种养生方法，都应以保护和强壮正气为基本原则。坚持了这个原则，就能达到"僻邪不至，长生久视"的目的。

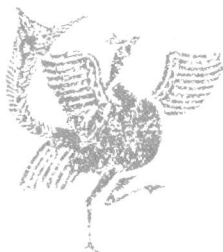

养生篇

素问·上古天真论篇

【原文】昔在黄帝，生而神灵①，弱而能言，幼而徇齐，长而敦敏，成而登天。乃问于天师曰：余闻上古之人，春秋皆度百岁，而动作不衰；今时之人，年半百而动作皆衰者，时世异耶？人将失之耶？

岐伯对曰：上古之人，其知道者，法于阴阳②，和于术数③，食饮有节，起居有常，不妄作劳，故能形与神俱，而尽终其天年，度百岁乃去。今时之人不然也，以酒为浆，以妄为常，醉以入房，以欲竭其精，以耗散其真，不知持满，不时御神，务快其心，逆于生乐，起居无节，故半百而衰也。

夫上古圣人之教下也，皆谓之虚邪贼风④，避之有时，恬淡虚无⑤，真气从之，精神内守，病安从来？是以志闲而少欲，心安而不惧，形劳而不倦，气从以顺，各从其欲，皆得所愿。故美其食，任其服，乐其俗，高下不相慕，其民故曰朴。是以嗜欲不能劳其目，淫邪不能惑其心，愚智

xián bù xiào　bù jù yú wù　gù hé yú dào　suǒ yǐ néng nián jiē dù bǎi suì　ér dòng
贤不肖，不惧于物，故合于道。所以能年皆度百岁，而动
zuò bù shuāi zhě　yǐ qí dé quán bù wēi　yě
作不衰者，以其德全不危^⑥也。

【注释】

① 神灵：聪明且富于智慧。

② 法于阴阳：效法天地自然变化的规律进行保健。

③ 和于术数：懂得修身、养生的方法。

④ 虚邪贼风：泛指以六淫病邪为主的外来致病因素。高士宗曰："四时不正之气，皆谓之虚邪贼风。"

⑤ 恬淡虚无：恬淡，清静安闲之意。虚无，指心无杂念。

⑥ 德全不危：全面掌握了养生之道，不受变老之危害。

【提要】 本文是《黄帝内经》的开篇，用最简短的文字记述了黄帝从出生到登基成为天子的过程。黄帝登基之后与天师岐伯探讨养生保健如何能够使人健康长寿。他们在讨论中指出了早衰的原因、养生的意义，原则与方法。具体包括饮食有节、起居有常；不妄作劳；虚邪贼风，避之有时；恬淡虚无，精神内守等方面。

【释义】 古代时的黄帝，刚生下来就十分聪慧，很小的时候就善于言谈，幼时非常乖巧，长大之后，非常敦厚敏捷，成年后做了天子。黄帝问天师岐伯：我听说上古时代的人，年龄都能超过百岁，且行动不显得衰老；现在的人，年龄刚至半百，动作就变得衰弱无力了，这是由于时代不同所造成的呢，还是因为现在的人丧失了养生之道的关系？

岐伯回答说：上古时代的人，了解养生规律者能效法天地自然变化的规律进行保健，懂得修身养生的方法，饮食有节，作息有一定的常规，不妄做事操劳，所以能够使形体与精神共同健旺，脏腑功能协调统一，活到上天赋予的自然年龄，超过百岁以后才离世。现在的人就不是这样了，把酒当成水喝，把不正常的生活作为习惯，醉酒后行房，纵情色欲，使得阴精竭绝，真气耗散，不知道保养精气，不善于驾驭其精神，贪恋一时之快，作息起居没有规律，所以才到半百之年，就衰老了。

上古时代懂得养生之道的人，教导普通人时都这样说，以六淫病邪为主的外

来致病因素都要及时避开，内心保持清静安闲，心无杂念，以使体内真气顺畅，精神内守而不耗尽，这样，疾病怎么会发生呢？如此，人们就可以心志闲安，少有欲望，情绪安定而没有恐惧、焦虑，形体劳动而不疲倦，正气就能调顺，每个人都能满足自己的愿望。人们无论吃什么食物都觉得甘美，穿什么衣服也都感到满意，大家安于自己的风俗习惯，对社会地位高低没有羡慕。因而，任何不寻常的美食，不会引起他们注目；任何淫乱邪恶的事物，不会诱惑他们的心志。无论愚笨的或聪明的人，还是贤能品质高的或是低劣的人，都不因外界事物的变化而恐惧心动，这样就符合了养生之道。所以能够年龄超过百岁，而动作衰老迹象，是因为全面掌握了养生之道，不受邪气之危害。

【原文】 帝曰：人年老而无子①者，材力②尽耶，将天数然也？

岐伯曰：女子七岁，肾气盛，齿更发长；二七而天癸③至，任脉通，太冲脉盛，月事以时下，故有子；三七，肾气平均，故真牙生而长极④；四七，筋骨坚，发长极，身体盛壮；五七，阳明脉衰，面始焦，发始堕；六七，三阳脉衰于上，面皆焦，发始白；七七，任脉虚，太冲脉衰少，天癸竭，地道不通⑤，故形坏而无子也。

丈夫八岁，肾气实，发长齿更；二八，肾气盛，天癸至，精气溢泻⑥，阴阳和，故能有子；三八，肾气平均，筋骨劲强，故真牙生而长极；四八，筋骨隆盛，肌肉满壮；五八，肾气衰，发堕齿槁；六八，阳气衰竭于上，面焦，发鬓颁白；七八，肝气衰，筋不能动，天癸竭，精少，肾脏衰，形体皆极；八八，则齿发去。

肾者主水，受五脏六腑之精而藏之，故五脏盛，乃能泻。今五脏皆衰，筋骨解堕，天癸尽矣。故发鬓白，身体重，行步不正，而无子耳。

帝曰：有其年已老而有子者何也？岐伯曰：此其天寿过度，气脉常通，而肾气有余也。此虽有子，男不过尽八八，女不过尽七七，而天地之精气皆竭矣。

帝曰：夫道者年皆百数，能有子乎？岐伯曰：夫道者能却老而全形，身年虽寿，能生子也。

【注释】

① 无子：无生殖能力。

② 材力：精力也。

③ 天癸：肾精中具有促进生殖功能作用的一种物质。

④ 真牙生而长极：真牙，智齿也。长极，即发育完全成熟。

⑤ 地道不通：经水绝止，是为地道不通。

⑥ 精气溢泻：生殖之精满而外泻。

【提要】 本文论述了肾气与生长、发育及生殖的关系。以男子八岁，女子七岁为数序，形象描述了人体生长发育、生殖，由弱到盛再到衰老的全过程。提出了天癸的概念，突出了肾气在生命活动过程中的重要作用，肾气的衰老，直接关系着人的生长、生殖、发育与衰老，养生的关键在于保养精气。

【释义】 黄帝说：人到老年的时候，无生殖能力，是精力衰竭了呢，还是因为自然规律的缘故呢？

岐伯说：女子到了七岁，肾气充盛，牙齿更换，头发开始生长。十四岁时，肾精中具有促进生殖功能作用的一种物质成熟，任脉通畅，太冲脉旺盛，月经按时来潮，具有生育子女的能力。二十一岁时，肾气充盛，真牙生长。二十八岁，筋骨强健，头发茂盛，此时身体最为强健。三十五岁时，阳明经脉气渐衰，面部开始憔悴，头发开始脱落。四十二岁时，三阳经脉气血衰弱，面部枯憔，头发开始变白。四十九岁时，任脉空虚，太冲脉衰微，天癸枯竭，经水绝止，是为地道不通，形体衰老，不能生育了。

男子到了八岁，肾气开始充实，头发开始生长，牙齿开始更换。十六岁时，肾气旺盛，天癸发育成熟，精气满溢而能外泻，男女阴阳和合，就能生育子女。二十四岁时，肾气充满，筋骨强健，智齿生出，发育完全成熟。三十二岁时，筋骨盛实，肌肉壮实。四十岁时，肾气衰减，头发脱落，牙齿枯槁。四十八岁时，阳气渐衰竭于面部，面色憔悴，头发和两鬓斑白。五十六岁时，肝气衰弱，筋脉活动不便。天癸枯竭，精气少，肾气衰，牙齿头发脱落，身体衰疲。六十四岁时，牙齿脱落，头发开始脱掉。

肾主水，承接五脏六腑的精气而加以贮藏，所以生殖之精满而外泻。现在五脏都已衰退，筋骨松懈无力，是天癸已竭。因此鬓发都变白，身体沉重，行走不稳，也不能生育子女了。

黄帝说：有的人年纪已老，还能生育子女，是什么原因呢？

岐伯说：这是他天赋的精力超过常人，气血顺畅通达，肾气有余的缘故。这种人虽有生育能力，但男子一般不超过六十四岁，女子一般不超过四十九岁，届时精气便枯竭了。

黄帝问：掌握养生之道的人，年龄都可以达到一百岁，还能生育吗？

岐伯说：掌握养生之道的人能防止衰老而能保全形神，所以年高也能够生育子女。

【原文】 黄帝曰：余闻上古有真人者，提挈天地①，把握阴阳，呼吸精气②，独立守神，肌肉若一，故能寿敝天地③，无有终时，此其道生。

中古之时，有至人者，淳德全道④，和于阴阳⑤，调于四时，去世离俗，积精全神，游行天地之间，视听八达之外，此盖益其寿命而强者也，亦归于真人。

其次有圣人者，处天地之和，从八风之理，适嗜欲于世俗之间。无恚嗔之心，行不欲离于世，被服章，举不欲观于俗，外不劳形于事，内无思想之患，以恬愉为务，以自得为功⑥，形体不敝，精神不散，亦可以百数。

其次有贤人者，法则天地⑦，象似日月，辨列星辰⑧，逆从阴阳，分别四时，将从上古合同于道⑨，亦可使益寿而有极时。

【注释】

① 提挈天地：掌握自然界阴阳变化的规律。提挈，即把握也。

② 呼吸精气：气功吐纳之类的养生方法。

③ 寿敝天地：与天地同寿。

④ 淳德全道：思想高尚，修养全面。

⑤ 和于阴阳，调于四时：合阴阳之变化规律，顺时令之往来。

⑥ 以恬愉为务，以自得为功：以安静乐观为要务，以悠然自得为己功。

⑦ 法则天地：效法天地阴阳变化的规律。

⑧ 辨列星辰：辨别星辰位置的变化，以掌握寒来暑往的转化。

⑨ 将从上古合同于道：以求符合上古的养生方法。

【提要】 本文以真人、至人、圣人、贤人分类论述了各自掌握的养生之道的修养方法，以及达到的养生效果。

【释义】 黄帝说：我听说上古时候的真人，掌握自然界阴阳变化的规律，有气功吐纳之类的养生方法，能精神内守，做到形体肌肉没有改变，所以能够和天地同寿，没有终极，这是因为符合养生之道才能够修道成功，长生不老。

中古时候，有成为至人的人，具有淳厚的道德，懂得完整的养生方法，能调和阴阳的变化，保养形神，远离世俗，积蓄精神，悠游于天地之间，视听可达八方之外，这是一类能增益寿命而自强不息的人。这种人可以归属于真人的行列。

其次有称作圣人的人，能安处于天地之间的正常环境之中，顺从八风的变化，嗜欲喜好同于世俗。没有恼恨的不良情绪，行为并不远离世俗的一般准则，穿着普通的衣服，举动也没有炫耀于世俗，在外不使形体过度劳累，在内思想没有负担，务求精神安逸愉悦，以悠然自得为功，形体不易衰惫，精神不易耗散，也可以活到一百岁。

其次有称作贤人的人，效法天地阴阳变化的规律，观察日月的运行，辨别星辰位置的变化，以掌握寒来暑往的转化，顺从阴阳的消长，依照四时气候的转化来保养身体，追随上古真人之道，符合上古的养生方法。这样的人也能延长寿命，但有终时。

素问·四气^①调神大论篇

【原文】 春三月，此谓发陈^②。天地俱生，万物以荣^③，夜卧早起，广步于庭^④，被发缓形^⑤，以使志生；生而勿杀，予而勿夺，赏而勿罚，此春气之应，养生之道^⑥也。逆之则伤肝，夏为寒变，奉长者少^⑦。

夏三月，此谓蕃秀^⑧。天地气交，万物华实，夜卧早起，无厌于日，使志无怒，使华英成秀^⑨，使气得泄，若所爱在外，此夏气之应，养长之道也。逆之则伤心，秋为痎疟^⑩，奉收者少，冬至重病。

秋三月，此谓容平^⑪。天气以急^⑬，地气以明^⑫，早卧早起，与鸡俱兴^⑭，使志安宁，以缓秋刑^⑮，收敛神气，使秋气平，无外其志，使肺气清^⑯，此秋气之应，养收之道也。逆之则伤肺，冬为飧泄^⑰，奉藏者少。

冬三月，此谓闭藏^⑱。水冰地坼^⑲，无扰乎阳^⑳，早卧晚起，必待日光，使志若伏若匿，若有私意，若已有得，去寒就温，无泄皮肤^㉑，使气亟夺^㉒，此冬气之应，养藏之道

yě nì zhī zé shāngshèn chūn wéi wěi jué fèngshēng zhě shǎo

也。逆之则伤肾，春为痿厥[23]，奉生者少。

【注释】

① 四气：指春夏秋冬四季也。

② 发陈：发育万物，启故从新。发，发散。陈，陈旧。推陈出新之意。

③ 天地俱生，万物以荣：指自然界生发之气发动，万物生长欣欣向荣。

④ 广步于庭：缓缓散步于庭院。

⑤ 被发缓形：被，意同“披”，披散头发。缓形，使身体放松。披开束发，松缓衣带，让身体舒缓。

⑥ 养生之道：保养春季生发之气的方法。后世泛指有益于身体保健的方法都称之养生之道，不限于春季。

⑦ 奉长者少：奉，供也。春生是夏长的基础，如果春生不足，供给夏长的基础就少。以下奉收、奉藏、奉生皆仿此。

⑧ 蕃秀：蕃，茂盛。秀，华美

⑨ 华英成秀：人的神气充实，旺盛饱满。

⑩ 痎疟：疟疾的总称。

⑪ 容平：容，生物的形态。平，平定的样子。

⑬ 天气以急：秋风劲急。

⑫ 地气以明：地气清肃。

⑭ 与鸡俱兴：兴起也。言人的起居时间与鸡一致。

⑮ 以缓秋刑：用这样的方法减缓秋天的肃杀之气。

⑯ 收敛神气，使秋气平，无外其志，使肺气清：意为收敛神气而勿外露，从而使肺气清肃。

⑰ 飧泄：水谷不化而下泄。

⑱ 闭藏：关闭，收藏。

⑲ 坼：裂开。

⑳ 无扰乎阳：指气象而言，万物生机未受干扰，而闭藏起来。

㉑ 使志若伏若匿……无泄皮肤：应使阳气伏藏隐匿起来，不要暴露于外。温暖不亦太过，以免使自己淋漓。

㉒ 使气亟夺：亟，频数，屡次。夺，损失，耗伤。与前文相连解释为不要使皮肤过度出汗。

㉓ 痿厥：手足软而无力。厥，四肢发冷。

【提要】 本文论述了春夏秋冬四时生长收藏的规律、四时养生保健的方法。人体要顺从四时变化，调节饮食起居精神意志，防止疾病的发生，保持身体健康，体现了以"日"为坐标的天人相应的整体观和养生观。

【释义】 春天，三个月，自然界生发之气发动，万物生长欣欣向荣。自然界焕发生机，万物向上生长。人应晚睡早起，到庭中散步，解开头发，舒展身体，以使情志宣畅。天地使万物生长时，赋予万物焕发生机的权利，不要去剥夺，让其生长，奖赏仁善，不要破坏生命。这是顺应春气，也是春天养生之道。违背这一法则，就会损伤肝气，到了夏天身体会因虚寒而出现病变，使得适应夏季生长的功能减少。

夏天，三个月，是万物繁茂秀美的时节。在这一季节里，天气下降，地气上升，天地之气交会，万物开花结果。我们应晚睡早起，不要厌恶夏天的炎热，要使心情愉快，使体内的阳气向外宣散，顺应夏气之道，使身体功能旺盛。如果违反了这一法则，心气就会受到伤害，到了秋天又会生出疟疾，造成秋天收敛的功能少，冬至就会反复发生这类疾病。

秋天，三个月，是万物成熟的时节。这时天气清凉，秋风劲急，草木枯萎，地气明净。我们应该早睡早起，像鸡一样作息，使情志安宁，以缓和秋季的肃杀之气；收敛神气，使肃杀的秋气得以平衡；情志不越泄，使肺气清肃，这是顺应秋气以保养身体，收敛秋气。违反这几个法则，就会使肺气损伤，到了冬天就会出现完谷不化的泄泻疾病，导致人体应该在冬天储藏之气的功能消弱。

冬天，三个月，是万物闭藏的时节。在这一季里，水面结冰，大地冻裂，我们不要扰动阳气，要早睡晚起，等到太阳出现再起床，使情志埋藏，心志安静，好像有隐私，心已有所获一样。远离严寒，靠近温暖，防止出汗太过让闭藏的阳气大量丧失。这是顺应冬气，使人体之气闭藏的方法。违反这一规律，肾气受到损伤，到了明年春天就会发生痿厥的病证，这是因身体冬季没有做好闭藏，至春天后供养机体的能量少的原因。

【原文】 逆春气则少阳不生，肝气内变；逆夏气则太阳不长，心气内洞①；逆秋气则太阴不收，肺气焦满②；逆冬气则少阴不藏，肾气独沉③。夫四时阴阳者，万物之根本也。所以圣人春夏养阳，秋冬养阴，以从其根，故与万物沉浮于生长之门④。逆其根，则伐其本，坏其真矣⑤。故阴阳四时者，万物之终始也，死生之本也，逆之则灾害生，从之则苛疾⑥不起，是谓得道⑦。道者，圣人行之，愚者佩⑧之。从阴阳则生，逆之则死；从之则治，逆之则乱。反顺为逆，是谓内格⑨。

是故圣人不治已病治未病，不治已乱治未乱，此之谓也。夫病已成而后药之⑩，乱已成而后治之，譬如渴而穿井⑪，斗而铸锥⑫，不亦晚乎？

【注释】

① 心气内洞：洞，空虚。心气空虚。

② 肺气焦满：肺叶焦，肺气满。

③ 肾气独沉：肾气失藏而下泄为病。

④ 与万物沉浮于生长之门：沉浮，升降运动。意为圣人能同自然界万物一样，在生命的道路上运动不息。

⑤ 逆其根，则伐其本，坏其真矣：违背四时阴阳这个根本，就会摧残人的本元，毁坏真元之气。

⑥ 苛疾：疾病。

⑦ 得道：符合养生的法则。

⑧ 佩：违背之意。

⑨ 内格：体内的功能与外在环境格拒不容，不相协调。

⑩ 药之：此处作治疗解。

⑪ 穿井：凿井。

⑫ 铸锥：铸造兵器。一作"铸兵"。

【提要】 本文论述了四时阴阳为万物之根本，是内经"天人相应"整体观的理论基础，也是中医养生学说的主要理论支柱。春夏养阳，秋冬养阴是四时养生的重要原则，是在春养生气、夏养长气、秋养收气、冬养藏气的基础上提出的观点。生长属阳，收藏属阴，春夏养阳即养生养长，秋冬养阴即养收养藏。后世对夏缓冬剧的慢性咳喘、痹证于春夏之时适当采用滋补之法，往往收效，冬病夏治的方法是对春夏养阳的具体运用。本文将疾病以战乱比拟，提出了"圣人不治已病治未病"的预防思想，"治未病"从此成为中医的显著特色之一。

【释义】 违背了春天万物生长的规律，少阳则不能生发，肝气内郁而引起病变；违背了夏长的规律，人体太阳之气就不能生长，则使心气内虚；违背了秋收的规律，太阳不能收敛，肺热焦躁而喘满；违背了冬藏的规律，少阴不能贮藏，肾气就会失常虚弱。四季阴阳的更替变化是万物生长闭藏的根本，所以圣人在春季和夏季养护阳气，秋季和冬季养护阴气，以适应自然的变化，与万物共同适应生发长大与收敛闭藏之规律，若违背了这个规律，就会摧残人的本身，毁坏真元之气。阴阳四时的更替变化，是万物生长、衰老、死亡的根本，如违背这个规律，就会产生灾害，顺从它就不会发生重病，这就是掌握了养生之道。养生之道，圣人遵循它，愚蠢的人却违背它；顺从四季阴阳变化的人就会健康，违背它就会死亡；顺从阴阳的变化，能够生存，违背它就会产生混乱。如果违背阴阳变化的规律，就会使身体内的形神和外在的环境相互搏击，这就叫"内格"。

所以圣人不是治疗已经产生的疾病，而是在没有发生疾病时提前预防；不是治已经发生的叛乱，而是在没有发生叛乱前先防止发生。病已形成再用药治疗，战乱已经发生再去治理，就像口渴了再去挖井，发生战争再去铸造武器，那不是太晚了吗？

阴阳五行，是我国古代哲学家在万物本源于气的理论基础上，用以认识和解释宇宙万物变化的方法论，它属于古代哲学范畴。阴阳学说认为，任何事物内部，无不存在着相互对立的两个方面，这两方面的对立统一运动，是事物变化和发展的动力。阴阳，就是对这两方面的概括。五行学说，主要是以生克制化的理论，来说明事物在运动变化过程中的相互联系，以及事物在变化发展中的相对稳定状态。

阴阳五行学说，渗透到医学领域，促进了《内经》理论体系的形成，并用它来分析、论证人体生理活动和病理变化的规律，成为中医学理论的指导思想。《内经》中虽然专论阴阳五行学说的篇章不多，但阴阳五行的思维方法、理论观点，却深深地融合穿插在《素问》和《灵枢》的各个篇章之中。

本章所选的部分篇章，主要在于阐明阴阳五行的概念及其基本内容，以及在生理、病理、诊断、治法中运用的某些原则。要理解和掌握，还必须结合其他章节的内容，仔细推敲，深入领会。

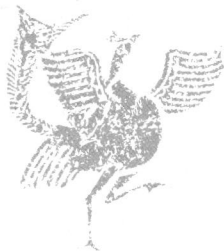

阴阳五行篇

素问·阴阳应象大论篇

【原文】 阴阳者，天地之道①也，万物之纲纪②，变化之父母③，生杀之本始④，神明⑤之府也，治病必求于本。故积阳为天，积阴为地⑥。阴静阳躁⑦，阳生阴长，阳杀阴藏。阳化气⑧，阴成形。寒极生热，热极生寒。寒气生浊，热气生清。清气在下，则生飧泄⑨。浊气在上，则生䐜胀⑩，此阴阳反作，病之逆从也。

【注释】

① 天地之道：道，即法则、规律。阴阳一分为二，是自然界的一般法则。

② 万物之纲纪：万物生长消亡变化的纲领。

③ 变化之父母：父母，本原、根本之意。事物之所以能发展变化就在于阴阳二气的对立统一运用，故阴阳是万物变化的根本。

④ 生杀之本始：生，新生。杀，消亡。本始，根本元始之意。

⑤ 神明：指的是万物运动变化的内在动力。

⑥ 积阳为天，积阴为地：阳气轻清，气者上升故积阳为天，阴气重浊，重浊者下降，故阴凝则为地。

⑦ 阴静阳躁：躁，动也。静则为阴，动则为阳，静动以明阴阳之性。

⑧ 阳化气，阴成形：阳动而散，故化气；阴静而凝，故成形。气属阳，故人体之气，谓之阳气；形属阴，人体精、血、津液谓之阴精。

⑨ 飧泄：大便有不消化的食物，又叫完谷不化。

⑩ 瞋胀：瞋，胀大也。指胸膈胀满。

【提要】 本文论述了阴阳的基本概念，指出自然界一切事物都在不断地运动变化、化生和消亡，其本源就在于事物本身存在着互相对立而又统一的阴阳两方。他们在运动变化中，既是对立的，又是相互依存、相互为用的，在一定条件下，又可以相互转化。本文将阴阳理论与人体的生理病理结合起来，提出了"治疗必求于本"这一中医根本原则。

【释义】 阴阳转换是自然界的规律，是自然万物的纲纪法则，是变换的根基，是生长消亡的根本，万物变化玄妙，有的显而易见，有的隐匿莫测，都源于阴阳，治疗疾病必求之于它的本质病变。所以阳气聚集而为天，阴气积聚而为地，阴静阳动，阳使万物生发，阴使万物成长，阳如秋天的肃杀之气，阴如冬天的闭藏功能。阳能转化成为气，阴是构成万物的基本元素。寒到极点会生热，热到极点会生寒。寒气能生成浊阴，热气能产生清阳。清阳之气居下而不升，就会发生泄泻。浊阴之气居上而不下，就会发生胀满。这就是阴阳反常之变，疾病产生逆证和顺证的关系。

素问·金匮真言论篇

【原文】阴中有阴，阳中有阳。平旦①至日中，天之阳，阳中之阳也；日中至黄昏②，天之阳，阳中之阴也；合夜③至鸡鸣④，天之阴，阴中之阴也；鸡鸣至平旦，天之阴，阴中之阳也。故人亦应之，夫言人之阴阳，则外为阳，内为阴。言人身之阴阳，则背为阳，腹为阴。言人身之脏腑中阴阳，则脏者为阴，腑者为阳。肝、心、脾、肺、肾，五脏皆为阴，胆、胃、大肠、小肠、膀胱、三焦，六腑皆为阳。

所以欲知阴中之阴，阳中之阳者，何也？为冬病在阴⑤，夏病在阳⑥，春病在阴⑦，秋病在阳⑧，皆视其所在，为施针石也。故背为阳，阳中之阳，心也；背为阳，阳中之阴，肺也；腹为阴，阴中之阴，肾也，阴中之阳，肝也；腹为阴，阴中之至阴，脾也。

此皆阴阳表里，内外雌雄，相输应也。故以应天之阴阳也。

【注释】

① 平旦：日出之时。

② 黄昏：日落之时。

③ 合夜：亦即黄昏。

④ 鸡鸣：夜半时分。

⑤ 冬病在阴：冬病在肾，肾五行属水，为阴脏，又居于下焦，为阴中之阴。所以说冬病在阴。

⑥ 夏病在阳：夏病多在心，心五行属火，为阳脏，又居于上焦，为阳中之阳。所以说夏病在阳。

⑦ 春病在阴：春病多在肝，肝五行属木，为阴脏，体阴而用阳，又居于下焦，为阴中之阳。所以说春病在阴。

⑧ 秋病在阳：秋病多在肺，肺五行属金，为阴脏，又因居于上焦，为阳中之阴脏。所以说秋病在阳。

【提要】 本文用"天人相应"的理论，以人之阴阳对应天地昼夜之阴阳，具体论述了人体形态结构的阴阳分属。把阴阳的理论详细运用于解释人体，说明了人体阴阳的可分性、相对性。五脏的阴阳属性，对五脏的生理、病理以及辨证具有重要指导意义。

【释义】 阴中有阴，阳中有阳。白天为阳，黑夜为阴，从清晨至中午，是阳中之阳；从中午到黄昏，是阳中之阴；从傍晚至半夜，天之阴，是阴中之阴；鸡鸣至天明，是阴中之阳。所以人也是与天地阴阳相对应的，人体的阴阳，外为阳，内为阴。人体的阴阳，背为阳，腹为阴。人体脏腑的阴阳，脏为阴，腑为阳。肝、心、脾、肺、肾，五脏都为阴，胆、胃、大肠、小肠、膀胱、三焦，六腑都为阳。

所以阴中有阴，阳中有阳的道理是什么呢？冬病在阴，夏病在阳，春病在阴，秋病在阳，根据疾病的部位，实行针灸和药石的治疗。背为阳，阳中之阳是心；背为阳，阳中之阴为肺；腹为阴，肝脏、肾脏、脾脏属阴，肾属于阴中之阴，肝是阴中之阳，脾为阴中之至阴。

这些都是阴阳表里、内外雌雄的相对应关系。与天地阴阳之变化相应合。

藏象学说，是研究人体脏腑的生理功能、病理变化及其脏腑间的相互关系的学说，是中医学理论体系的重要组成部分。所谓"藏"，是指藏于体内的脏腑；"象"，是指脏腑功能反映于外的征象及脏腑的实质形象。正如张介宾说："象，形象也。藏居于内，形见于外，故曰藏象。"

藏象学说的理论基础，建立在人们的生活体验、治疗时间和解剖知识等方面。尤其是在治疗实践中，通过病理反映和治疗效果来反证生理的功能。藏象学说虽然有解剖学基础，但他所论述脏腑的生理并不局限于实质的脏腑、绝大部分是包括了脏腑所属范围的功能。因此，不能单纯地用现代医学的解剖学、组织学观点来理解脏腑的功能。

中医学认为，人体复杂的生命活动，是脏腑功能的综合反映，内而消化循环，外而视听言行，无一不是这些功能活动的表现。而脏腑的活动又相互配合，形成不可分割的整体。所以各脏腑虽有自己的功用，但在活动过程中脏与脏、腑与腑、脏与腑之间，以及脏腑和外在组织器官之间，都有密切的联系，并与自然环境息息相关。

藏象学说的内容，主要有五脏、六腑、奇恒之腑、精、神、气、血、津液等，其中又是以五脏为主体的。

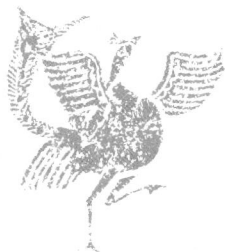

藏象篇

素问·灵兰秘典论篇

【原文】黄帝问曰：愿闻十二脏①之相使②，贵贱③何如？

岐伯对曰：悉乎哉问也。请遂言之！心者，君主之官也，神明④出焉。肺者，相傅⑤之官，治节⑥出焉。肝者，将军之官，谋虑⑦出焉。胆者，中正⑧之官，决断出焉。膻中⑨者，臣使之官，喜乐出焉。脾者，谏议之官，知周出焉。胃者，仓廪⑩之官，五味出焉。大肠者，传道⑪之官，变化⑫出焉。小肠者，受盛⑬之官，化物⑭出焉。肾者，作强⑮之官，伎巧⑯出焉。三焦者，决渎⑰之官，水道出焉。膀胱者，州都之官，津液藏焉，气化则能出矣。凡此十二官者，不得相失⑱也。故主明则下安，以此养生则寿，殁世不殆，以为天下则大昌。主不明则十二官危，使道闭塞⑲而不通，形乃大伤，以此养生则殃，以为天下者，其宗大危⑳，戒之戒之。至道在微，变化无穷，孰知其源。窘乎哉，消者瞿瞿，孰知其要。闵闵之当，孰者为良。

恍惚之数，生于毫厘，毫厘之数，起于度量，千之万之，可以益大，推之大之，其形乃制。

黄帝曰：善哉，余闻精光之道，大圣之业，而宣明大道，非斋戒择吉日不敢受也。黄帝乃择吉日良兆，而藏灵兰之室，以传保焉。

【注释】

① 十二脏：张介宾注："六脏六腑总为十二。"分言之，阳为腑，阴为脏，合言之，则皆可称脏。即心、肺、肝、胆、心包络、脾、胃、大肠、小肠、肾、三焦、膀胱。

② 相使：相互使用之意，此指十二脏腑的功能及相互联系。

③ 贵贱：指主次关系，指脏腑功能的主要次要之分。

④ 神明：人的精神、思维活动表现。

⑤ 相傅：辅佐君主的宰相，此用以喻肺。

⑥ 治节：治理调节的意思。

⑦ 谋虑：筹划，思考。

⑧ 中正：不偏不倚。

⑨ 膻中：指心包络。

⑩ 廪：仓库，盛粮食的地方。

⑪ 传道：传导水谷糟粕。

⑫ 变化：转化成大便。

⑬ 受盛：接受、容纳水谷。

⑭ 化物：泌别清浊。

⑮ 作强：使人强健。

⑯ 伎巧：同"技巧"。

⑰ 决渎：决，通利；渎，水道。

⑱ 相失：失去正常的协调关系。

⑲ 使道闭塞：各脏器的功能不能正常行使。

⑳ 其宗大危：皇家的政权社稷有倾覆的危险。

【提要】 本文用比喻的方法形象论述了脏腑的主要生理功能及相互联系，是藏象学说的主要理论，也是中医整体观念的重要内容之一。

【释义】 黄帝问岐伯：希望听您讲解一下十二脏腑功能、关系和主次是什么？

岐伯说：您问的真详细呀，请听我逐一解释！心是君主之官，人的思维活动由此产生。肺是丞相之官，辅佐君主，调一身气机。肝是将军之官，计谋思虑由此而出。胆是中正之官，善做决断。膻中是臣使之官，接受心的指令，喜怒哀乐由此产生。脾是谏议之官，主四肢肌肉。胃是粮仓之官，运化五味的水谷。大肠是传输之官，传送食物糟粕，变化而出。小肠是受盛之官，承接胃的食物，并泌别清浊。肾是作强之官，各种技巧的动作由此而出。三焦是决渎之官，有通调水道的功能。膀胱是州都之官，贮藏津液而后气化成尿液排出体外。这十二个脏腑器官要互相协调，不能失去正常的协调关系。所以心明则各脏腑就安宁，以此保养则长寿，一生不会发生危险，以此来治理天下就能够繁荣昌盛。若君不明智，则十二脏腑就会发生危险，道路闭塞不通，身体就会受到伤害，用此养生则会受到灾秧，以此治理天下，国家和民族就会有危险，应该谨戒啊。至高的道理在细微之处变化而无穷尽，有谁知道它的本源呢？困难呀，有学问的人勤谨地探论，有谁知道它的主要意图呢？那些道理暗昧难明，看似若有若无的数量，产生于毫厘，而毫厘也是起源于更微小的度量，然后逐渐扩大而成的，当扩大到千倍万倍，就会变形增益，再推而大之，它的形体就能主宰万物。

黄帝说：太好了，我听到了精明透彻的道理，这真是伟大的事业，宣讲明白这些道理，如果不择吉日斋戒，实在不敢接受。于是黄帝选择吉日良辰，把这些著作藏于灵台兰室，妥善保存，流传后世。

素问·五脏别论篇

【原文】 黄帝问曰：余闻方士①，或以脑髓为脏，或以肠胃为脏，或以为腑，敢②问更相反，皆自谓是，不知其道，愿闻其说。

岐伯对曰：脑、髓、骨、脉、胆、女子胞③，此六者，地气之所生也，皆藏于阴而象于地，故藏而不泻，名曰奇恒之腑④。夫胃、大肠、小肠、三焦、膀胱此五者，天气之所生也，其气象天，故泻而不藏，此受五脏浊气，名曰传化之府，此不能久留，输泻者也。魄门⑤亦为五脏使，水谷不得久藏。所谓五脏者，藏精气而不泻也，故满而不能实。六腑者，传化物而不藏，故实而不能满也。所以然者，水谷入口，则胃实而肠虚；食下，则肠实而胃虚。故曰实而不满，满而不实也。

帝曰：气口⑥何以独为五脏主？

岐伯曰：胃者，水谷之海，六腑之大源也。五味入口，藏于胃，以养五脏气。气口亦太阴也，是以五脏六腑之气味，皆出于胃，变见于气口。故五气入鼻，藏于心肺，心肺有病，而鼻为之不利也。凡治病必察其下，适其脉，观其志意，与其病也。拘于^⑦鬼神者，不可与言至德^⑧，恶^⑨于针石者，不可与言至巧^⑩。病不许治者，病必不治，治之无功矣。

【注释】

① 方士：通晓方术之人，这里指医者。

② 敢：自言冒昧之意。

③ 女子胞：即子宫，又名胞宫。

④ 奇恒之腑：奇，异也；恒，常也。指异于常腑者。

⑤ 魄门：肛门。

⑥ 气口：寸口脉。

⑦ 拘于：拘泥于。

⑧ 至德：深奥的医学道理。

⑨ 恶：不相信。

⑩ 至巧：巧妙的针灸技术。

【提要】 首先本文提出了五脏、六腑、奇恒之腑的概念和功能特点。五脏的功能是藏精气而不泻，具有满而不实的特点，六腑总的功能是传化物而不藏，是有实而不满的特点。奇恒之腑形似腑，但能储藏精气，有异于一般的脏腑。

其次论述了为什么气口脉独主五脏的病变，形成了独取寸口的中医特色。

最后提出了迷信鬼神，不信针灸，不信医生的"不治"原则是六不治的雏形。

【释义】 黄帝问岐伯说：我听修道的人说，有的人把脑髓称为脏，有的人把肠胃称为脏，或者称为腑，有人提出不同的意见质问他们，大家都说自己的观点正确，希望听您讲一讲。

岐伯说：脑、髓、骨、脉、胆、女子胞，这六个脏器承地气所生，都储藏精微物质，就像大地能贮存藏化万物一样，它们的功能都是藏而不泻，所以命名为"奇恒之府"。胃、大肠、小肠、三焦、膀胱，这五个脏器，承天气而生，它的功能就像苍天，泻而不藏。这是因为它们接纳五脏浊气，因此称他们为"传化之府"。水谷浊气不能长久驻留于此，必须把精微输送五脏，糟粕排出身体。肛门也是五脏排泄的通道，水谷糟粕不能久藏于此。所以说五脏藏精气而不泄，故满而不能实。六腑传化物而不藏，故实而不能满。所以说，水谷从口入，使胃实而肠虚；食物下行至肠，肠实而胃已空虚。所以说六腑是实而不满，五脏是满而不实。

黄帝说：诊察寸口之脉，怎样才能知道五脏的变化呢？

岐伯说：胃是水谷之海，是供应六腑精微物质的源泉。饮食五味从口入，贮藏于胃，以滋养五脏之精气。寸口是手太阴肺经所过之处，与足太阴脾经相联，所以五脏六腑的气味皆出于胃，变化后在寸口显示。所以五气入鼻，藏于心肺，心肺有病，鼻部就会出现孔窍不通之症。医生治病，必问患者的二便情况，仔细诊脉，同时观察患者的精神状态，以及患者的症状。患者如果相信鬼神，就不能与他们说医学的道理，讨厌针石治疗的，就不能和他们说巧妙的针灸技术。有病而不许医治的，病也不会治好，治疗也无功效

素问·六节藏象论篇

【原文】 帝曰：藏象何如？

岐伯曰：心者，生之本①，神之变②也，其华③在面，其充④在血脉，为阳中之太阳，通于夏气。

肺者，气之本，魄之处也；其华在毛，其充在皮，为阳中之太阴，通于秋气。

肾者，主蛰⑤，封藏之本，精之处也；其华在发，其充在骨，为阴中之少阴，通于冬气。

肝者，罢极之本⑥，魂之居也；其华在爪，其充在筋，以生血气，其味酸，其色苍，此为阳中之少阳，通于春气。

脾、胃、大肠、小肠、三焦、膀胱者，仓廪之本，营之居也，名曰器，能化糟粕，转味而入出者⑦也；其华在唇四白⑧，其充在肌。其味甘，其色黄，此至阴之类，通于土气。

凡十一脏，取决于胆也。

【注释】

① 生之本：生，生命。生命之根本。

② 神之变：人的精神变化所发出的地方。

③ 华：精华，光泽。

④ 充：充实。

⑤ 蛰：冬眠伏藏之虫，此处比喻肾气闭藏和藏精的功能。

⑥ 罢极之本：罢，音译同"疲"。罢极，劳困之意，动作劳甚。肝主筋，筋主运动，故为罢极之本。

⑦ 转味而入出者：管理饮食五味的吸收与运用。

⑧ 唇四白：唇主四际白肉也。

【提要】 本文提出了藏象的概念，阐述了五脏的性能并联系五体五华及四时阴阳，论述了五脏的系统功能。体现了天人相应的整体概念，奠定了中医辨证论治的理论基础。

【释义】 黄帝问：五脏六腑表现于外的象征是什么？

岐伯说：心，生命之本，人的精神变化所发出的地方，它的光泽表现在面部，它充实血脉，是阳中之太阳，与夏季相通。

肺，气的根本，魂魄所居之处，它的光华表现在毫毛上，充实于皮肤表面，为阳中之太阴，与秋季相通。

肾有闭藏和藏精的功能，是密封贮藏的根本，是精气储藏之所在，它的光泽表现在头发上，它充实于骨髓，是阴中之少阴，与冬季相通。

肝，罢极之本，魂所居住之处，它的光华表现于爪甲，它充实于人体筋脉，可生养气血，融味入肝，在面色上表现为苍青色，是阳中之少阳，与春季相通。

脾、胃、大肠、小肠、三焦、膀胱是人体仓廪之本，营气所居之处，称之为"器"，传导糟粕，管理饮食五味的转化、吸收、排泄，它的光华在口唇周围四旁的肌肉上，他充实于肌肉腠理，味属甘，其色属黄，以上脏腑属于至阴，与长夏土气相通。

以上五脏六腑全称十一脏，他们的功能开发皆赖于胆的开发功能。

灵枢·海论

【原文】 黄帝曰：四海之逆顺奈何？

岐伯曰：气海有余者，气满胸中，悗息①面赤；气海不足，则气少不足以言。血海有余，则常想其身大，怫然②不知其所病；血海不足，亦常想其身小，狭然③不知其所病。水谷之海有余，则腹满；水谷之海不足，则饥不受谷食。髓海有余，则轻劲多力，自过其度；髓海不足，则脑转耳鸣，胫酸眩冒④，目无所见，懈怠安卧。

【注释】

① 悗息：意同"满"，即胸满喘息。

② 怫然：呆滞郁闷。

③ 狭然：自觉狭小。

④ 胫酸眩冒：腿酸无力，头昏嗜睡。

【提要】 本文论述了"四海"，气海、血海、水谷之海、髓海有余与不足的病证表现。

【释义】 黄帝问：身体上"四海"的正常和反常是如何表现出来的？

岐伯说：气有余者，会出现胸中满闷，呼吸喘促面红；如果气不足者，就会出现呼吸短少，说话无力。血海有余，会感觉身体有膨大的感觉，郁闷不舒，不知自己所患何病；血海不足，又会觉得自己身体狭小，意志颓废，不知自己所患何病。水谷之海有余，会出现腹中胀满；水谷之海不足，虽觉饥饿而不愿饮食。髓海有余，感觉自己身轻有力，超过普通人一样；髓海不足，出现头晕耳鸣、腰膝酸软、头晕眼花、看不清事物、身体懒、总贪睡的现象。

素问·经脉别论篇

【原文】黄帝问曰：人之居处动静勇怯，脉亦为之变乎？

岐伯对曰：凡人之惊恐恚劳①动静，皆为变也。是以夜行则喘出于肾，淫气病肺②。有所堕恐③，喘出于肝，淫气害脾。有所惊恐，喘出于肺，淫气伤心。渡水跌仆，喘出于肾与骨。当是之时，勇者④气行则已，怯者⑤则着而为病也。故曰诊病之道，观人勇怯，骨肉皮肤，能知其情，以为诊法也。

故饮食饱甚，汗出于胃。惊而夺精，汗出于心。持重远行，汗出于肾。疾走恐惧，汗出于肝。摇体劳苦，汗出于脾。故春秋冬夏，四时阴阳，生病起于过用，此为常也。

食气入胃，散精于肝，淫气于筋⑥。食气入胃，浊气⑦归心，淫精于脉。脉气流经，经气归于肺，肺朝百脉，输精于皮毛。毛脉合精⑧，行气于腑，腑精神明⑨，留于四脏。

气归于权衡^⑩，权衡以平，气口成寸，以决死生。

饮入于胃，游溢^⑪精气，上输于脾，脾气散精^⑫，上归于肺，通调水道，下输膀胱，水精四布^⑬，五经并行^⑭。合于四时五脏阴阳^⑮，揆度^⑯以为常也。

【注释】

① 恚劳：忿怒、劳累之意。

② 淫气病肺：淫气，指偏胜之邪气。淫气伤害到肺脏。

③ 堕恐：因堕坠而受惊恐。

④ 勇者：体壮、气血顺畅的人。

⑤ 怯者：体弱胆怯、气血不畅的人。

⑥ 淫气于筋：水谷之精气归之于肝，滋养到筋。

⑦ 浊气：食谷之气中浓稠部分。

⑧ 毛脉合精：肺主皮毛，心主血脉。这里指气血相合。

⑨ 腑精神明：腑精，指静脉中的精气；神明，指运动正常不乱。

⑩ 气归于权衡：精气化为气血，气血敷布以保持五脏功能协调平衡。权，指称坨；衡，指秤杆。

⑪ 游溢：游，指流动；溢，指涌泄。指水谷之精气布散运行。

⑫ 散精：蒸发敷布。

⑬ 水精四布：气化水行，四布于皮毛。

⑭ 五经并行：五脏的经络通灌流畅。

⑮ 合于四时五脏阴阳：人体津液的代谢，配合四时气候的变化和阴阳的升降出入。

⑯ 揆度：度量、调节之意。

【提要】 本文论述了人在情志变化、劳作动静状态下五脏经脉气血的变化。

详细论述饮食入于胃后，化生精微及输布全身的过程。并以清气归于肺，肺朝百脉之理论，阐明了寸口脉诊"气口成寸，以决死生"的原则，奠定了脉诊的理论基础。

【释义】 黄帝问：人们的居住地方不同、动或静、劳或逸、勇敢或胆怯，其经脉气血也会变化吗？

岐伯说：不论人惊恐、愤忿、劳逸还是安静，经脉气血都会发生改变。夜晚行走，气喘出于肾，如果扰动肾气，偏胜之邪气就会伤害到肺脏。因堕坠而受惊恐，则气喘出于肝，淫气则会伤害脾。由于惊吓恐惧，则气喘出于肺，淫气则会伤害心。如果渡河跌倒，气喘则会出于肾和骨。在这样的情况下，体壮、气血顺畅的人，病会自愈；体弱胆怯、气血不畅的人就会出现邪气流滞而生病。所以说，诊治疾病的方法是观察人的勇敢、怯懦，以及骨肉皮肤的外在征象，才能知道患者病情，这是诊断的法度。

所以饮食过饱的时候，食气蒸发而汗出于胃。如果受到惊吓，神气惊扰则汗出于心。负重远行，劳动筋骨，汗出于肾。疾走恐惧，则魂受惊而汗出于肝。劳动过度，身体疲惫，则汗出于脾。所以在春秋冬夏、四时阴阳变化之中，生病的原因在于过度耗损我们的五脏精气，这是常理啊。

饮食入于胃，经过消化后一部分精微物质被输送至肝，滋养到筋。饮食入胃，消化后的食谷之气中浓稠部分输注于心，由心再输入经脉。气血流注于各经脉中，上达于肺，肺将气血输达于身体百脉，并输送精微于身体皮肤毛发。肺主皮毛，心主血脉，气血相合，又归流于人的经脉，脉中精微之气，通过不断变化，而周流于四脏。人体正常的生理活动取决于阴阳气血的平衡，这些平衡的变化在寸口通过脉象就能显现出来，可以判断疾病的变化。

五谷饮食进入胃内，消化吸收成为精微，上输于脾，经脾的布散，上输于肺，肺通调全身水道，下行输入膀胱，水液精微布散于四肢，又流行于五脏经脉。合于四时寒暑和五脏阴阳变化循环规律，适当调节，这是经脉运行的常理。

灵枢·脉度

【原文】 五脏常内阅^①于上七窍也。故肺气通于鼻，肺和^②则鼻能知臭香矣；心气通于舌，心和则舌能知五味矣；肝气通于目，肝和则目能辨五色矣；脾气通于口，脾和则口能知五谷矣；肾气通于耳，肾和则耳能闻五音矣。五脏不和一窍不通，六腑不合则留为痈。

【注释】

① 内阅：五脏居于腹内，而其精气却通过经络上通于五官七窍。

② 和：和谐，协调。

【提要】 本段论述了五脏所主七窍及其所司功能。形成了五脏主五官的理论。

【释义】 五脏的功能变化可以从头面七窍反映出来。所以说肺气通于鼻，肺气和谐，则鼻子能辨别香臭；心气通于舌，心气和谐，则舌能辨别各种味道；肝气通于目，肝气和谐，则眼睛能辨别各种颜色；脾气通于口，脾气和谐，则口能辨别食物的味道；肾气通于耳，肾气和谐，则耳能听到各种声音。五脏不协调则七窍不通，六腑不协调，邪气则会留滞生成痈疡。

灵枢·决气

【原文】 黄帝曰：余闻人有精、气、津、液、血、脉，余意以为一气耳，今乃辨为六名，余不知其所以然。

岐伯曰：两神相搏①，合而成形，常先身生，是谓精。

何谓气？岐伯曰：上焦开发，宣五谷味②，熏肤、充身、泽毛，若雾露之溉③，是谓气。

何谓津？岐伯曰：腠理发泄，汗出溱溱④，是谓津。

何谓液？岐伯曰：谷入气满⑤，淖泽⑥注于骨，骨属屈伸，泄泽⑦，补益脑髓，皮肤润泽，是谓液。

何谓血？岐伯曰：中焦受气取汁，变化而赤，是谓血。

何谓脉？岐伯曰：壅遏⑧营气，令无所避，是谓脉。

黄帝曰：六气⑨者，有余不足，气之多少，脑髓之虚实，血脉之清浊，何以知之？岐伯曰：精脱者，耳聋；气脱者，目不明；津脱者，腠理开，汗大泄；液脱者，骨属屈伸不利，色夭⑩，脑髓消，胫酸⑪，耳数鸣；血脱者，色白，夭然不泽⑫；其脉空虚，此其候也。

黄帝曰：六气者，贵贱何如？岐伯曰：六气者，各有部主也，其贵贱善恶⑬，可为常主⑭，然五谷与胃为大海也⑮。

【注释】

① 两神相搏：两神，指男女，两性；搏，指交也。指男女媾合。

② 上焦开发，宣五谷味：上焦把五谷之精微敷布到全身。

③ 熏肤、充身、泽毛，若雾露之溉：滋养肌肤，充养机体，滋润皮毛，像雾露之灌溉。

④ 溱溱：汗多的样子。

⑤ 谷入气满：饮食入胃，精气充盈。

⑥ 淖泽：淖，指满而外溢。泽，指濡润。

⑦ 泄泽：泄，指渗出。渗出而起濡润作用。

⑧ 壅遏：约束控制之意。

⑨ 六气：指气、血、精、神、津液、脉。

⑩ 色夭：面色枯槁无华。

⑪ 胫酸：腿酸疼，无力行动。

⑫ 夭然不泽：面色枯槁无神、无光泽。

⑬ 贵贱善恶：贵贱，指主次关系。善恶，指功能正常与不正常。

⑭ 常主：元气由各所属的脏器统领。

⑮ 五谷与胃为大海也：五谷精微的化生，胃是根本的源泉。

【提要】 本文阐述了精、气、津、液、血、脉的概念和功能，以及六者亏脱所表现的病证。强调五谷与胃是六气化生的根源。

【释义】 黄帝说：我听说人有精、气、津、液、血、脉六气。我认为是"一气"罢了，现在分为六个名称，我不知道其中的道理。

岐伯说：男女交媾，合成形体，在形体产生之前就已存在的，构成人体的基本物质称为"精"。

什么是气？岐伯说：上焦散布五谷精微，温煦皮肤，充沛全身，润泽毛发，好像雾露灌溉一样。这叫做"气"。

什么是津? 岐伯说: 腠理疏泄太过, 汗出过多, 这样的汗就是津。

什么是液? 岐伯说: 五谷入于胃, 精微布于周身。外溢部分注于骨, 使关节屈伸滑利。渗出部分, 则补益脑髓, 使皮肤润泽。这就是液。

什么血? 岐伯说: 中焦吸收食物精华, 气化变成红色液体, 这叫做血。

什么是脉? 岐伯说: 限制营气, 不能让他乱行的, 这就叫做脉。

黄帝说: 人身体中的六气, 有余或者不足, 气的多少, 脑髓的虚实, 血脉的清浊, 如何知道呢? 岐伯说: 精大量损耗, 会有耳聋的病变; 气大量损耗, 会有视物不清的病变; 津液消耗, 腠理开泄, 汗液大泄于外, 液大量损耗, 会出现关节屈伸不利、面色憔悴、脑髓减少、小腿酸软无力、耳鸣不止; 血大量损耗, 面色发白, 面色枯槁, 没有光泽。脉象虚, 这就是六气不足所表现的证候。

黄帝说: 六气在人身体上的主次关系是怎样的呢? 岐伯说: 六气分别统活于自己的脏器。他们的主次关系, 功能正常或不正常都取决于其所归属的脏器的情况。六气为五谷所化生, 胃受五谷, 所以胃是六气化生的源泉。

灵枢·本脏

【原文】 黄帝问于岐伯曰：人之血气精神者，所以奉生而周于性命①者也；经脉者，所以行血气而营②阴阳，濡筋骨，利关节者也；卫气者，所以温分肉，充皮肤，肥腠理③，司开阖④者也；志意者，所以御⑤精神，收魂魄⑥，适寒温，和喜怒者也。是故血和则经脉流行，营复阴阳⑦，筋骨劲强，关节清利⑧矣；卫气和则分肉解利，皮肤调柔⑨，腠理致密矣；志意和则精神专直⑩，魂魄不散，悔怒⑪不起，五脏不受邪矣；寒温和则六腑化谷，风痹不作⑫，经脉通利，肢节得安矣，此人之常平⑬也。五脏者，所以藏精神血气魂魄者也；六腑者，所以化水谷而行津液者也。此人之所以具受于天⑭也，无愚智贤不肖，无以相倚⑮也。

【注释】

①奉生而周于性命：奉，指养；周，指周全。指人以血气为本，精神为用，用四者奉养生命，生命的功能就周全了。

② 营：运转。

③ 肥腠理：肥，滋养；腠理，指皮肤、肌肉或两者之间隙处。

④ 开阖：汗孔的开合。

⑤ 御：驾驭统领之意。

⑥ 收魂魄：纳敛，不致魂魄散乱。

⑦ 营复阴阳：营运气血，往复于身体内外。

⑧ 清利：轻便。

⑨ 调柔：和调柔顺。

⑩ 精神专直：专，专一；直，正直。指精神专注而不涣散。

⑪ 悔怒：懊恼愤怒。

⑫ 风痹不作：风指外邪，痹指血气不畅。外不受风邪，内不生痹证之证。

⑬ 常平：常，正常；平，平安健康。

⑭ 具受于天：具，通具；受，尊受。指脏腑的功能都是先天赋予的。

⑮ 无以相倚：先天赋予人的功能是一样的，没有偏向哪一个方面。

【提要】　本段论述了血气、精神、经脉、四气、志意对身体素质的作用。人之精神、血气、魂魄、经脉、四气源于五脏六腑之精气，又护卫脏腑。强调畅气血、调情志、适寒温是维护脏腑功能正常的重要保证。

【释义】　黄帝问岐伯说：人的血气精神，四者相互协同。生命的功能才能具备。经脉运行气血而运转阴阳，润泽筋骨，滑利关节；卫气，温润肌肉，润泽皮肤，营养腠理，主宰开阖系统；志意，统领精神，收敛魂魄，使人能调节寒冷温热，控制喜怒。因此血脉调则经脉畅行，阴精与气血循环于阴阳内外，则筋骨强健，关节轻便，卫气和谐，则肌肉有力协调，皮肤柔润，腠理致密；志意和顺则人的精神就会专注，魂魄团集，懊恼愤怒的情绪不会产生，五脏就不会受邪气的侵扰；人体能适应寒温的调节，则六腑运化水谷的功能就正常，不易感受外邪而发生痹证，经脉运行通畅，肢体关节就会安固，这是人体正常的现象。五脏，精神血气魂魄的器官；六腑，传化水谷运行津液的器官。这是人禀受于天的本能，无论愚笨、聪明贤能或者道德不好的人都是一样的。

灵枢·本神

【原文】何谓德、气、生、精、神、魂、魄、心、意、志、思、智、虑？请问其故。

岐伯答曰：天之在我者德①也，地之在我者气②也。德流气薄而生者也。故生之来谓之精；两精相搏谓之神；随神往来者谓之魂；并精而出入者谓之魄；所以任物③者谓之心；心有所忆谓之意；意之所存谓之志；因志而存变谓之思；因思而远慕④谓之虑；因虑而处物谓之智。

故智者之养生也，必顺四时而适寒暑，和喜怒而安居处，节阴阳而调刚柔⑤。如是，则僻邪⑥不至，长生久视⑦。

是故怵惕⑧思虑者，则伤神，神伤则恐惧流淫⑨而不止。因悲哀动中者，竭绝⑩而失生。喜乐者，神惮散⑪而不藏。愁忧者，气闭塞而不行。盛怒者，迷惑而不治。恐惧者，神荡惮⑫而不收。

【注释】

① 德：上天赋予人的生化之机，如阳光、雨露等。

② 气：地所赋予人生存的五气、五味等长养之气。

③ 任物：任，担当的意思。指认识和处理事物的能力。

④ 远慕：指对事物进行分析，深思远虑。亦有远见之谓。

⑤ 节阴阳而调刚柔：调节阴阳的盛衰，使之刚柔相济。

⑥ 僻邪：僻，不正之意。指各种致病的邪气。

⑦ 长生久视：长久地看见世间事物，长久地生活在世上。

⑧ 怵惕：恐惧。

⑨ 流淫：滑精。

⑩ 竭绝：神气衰竭消亡。

⑪ 惮散：精神消耗散乱。

⑫ 荡惮：流荡耗散。

【提要】 本文论述了德、气、生、精、神、魂、魄、心、意、志、思、智、虑的概念。提出养生要顺四时、远寒暑、和喜怒，要安居处，节阴阳而调刚柔，这成为中医养生保健的基本原则。

【释义】 什么是德、气、生、精、神、魂、魄、心、意、志、思、智、虑？请您说一下其中的缘故。

岐伯回答说：天赋予我们的是生化之机，地赋予我们的是长养之气，天气下行，地气上升，合而万物化生。生命的来源叫做精，男女两精交合而成生命谓之神；跟随神气往来的称之为魂；随从精而出入者称之为魄；承载生命运动者谓之心；心中所思所想谓之意；所思所想之事能够坚持谓之志；因为实现志向而思考谓之思；因为思考而知道或预见后果的过程谓之虑；因为远虑而有所选择谓之志。

所以智者养生，必定顺应四时变化，适应寒暑调节，调和情志，不大喜大怒，安于居住环境，调整阴阳盛衰变化，使之刚柔相济。这样，四时邪气不会侵袭人体，人就会寿命长久，不会衰老。

所以心中恐惧，思虑过多，就会伤及神气，神气伤则会使人产生惊恐的情绪。因为悲哀太过而伤及身体，会使神气衰竭，生命消亡。喜乐过度，会使神气涣散而不内守。忧愁思虑过多的人，气机郁闭不能发散。暴怒的人，会发生神志昏迷的病证。心生恐惧的人，神气就会耗散而不收敛。

【原文】 肝藏血，血舍魂^①，肝气虚则恐，实则怒。

脾藏营，营舍意，脾气虚则四肢不用，五脏不安，实则腹胀，经溲^②不利。

心藏脉，脉舍神，心气虚则悲，实则笑不休。

肺藏气，气舍魄，肺气虚，则鼻塞不利，少气，实则喘喝，胸盈，仰息^③。

肾藏精，精舍志，肾气虚则厥，实则胀，五脏不安。

必审五脏之病形，以知其气之虚实，谨而调之也。

【注释】

① 血舍魂：舍，居处。血舍魂，是倒装句，指魂居于肝血之中。

② 经溲：经，月经。溲，泛指二便。

③ 喘喝，胸盈，仰息：喘促有声，胸胀满，不能平卧呼吸。

【提要】 本文论述了神的概念及魂魄、意志、神与五脏的关系，五脏主五神。四情太过可伤及五脏，五脏有病，又可现异常的情志变化。

【释义】 肝藏血，血藏魂，肝气虚则人会有恐惧的感觉，肝气实则人就会经常发怒。

脾藏营气，人的意念贮藏在营气中，脾气虚则人的四肢就会痿软无力，五脏不能安定，脾气实则会出现腹中胀满，月经、二便不利。

心主血脉运行，人的神志意识藏于脉中，心气虚则人易悲伤，心气实则人会出现喜笑不休的病证。

肺藏气，气藏魄，肺气虚就会出现鼻塞不利，短气，肺气实则出现喘促、胸闷、仰头呼吸的症状。

肾藏精，精藏志，肾气虚则出现四肢厥冷，肾气实则腹中胀，五脏不安宁。

一定要仔细详察五脏的病情，知道是实证还是虚证，再谨慎的诊治其病。

灵枢·营卫生会

【原文】黄帝曰：愿闻上焦之所出。岐伯曰：上焦出于胃上口，并咽以上，贯膈，而布胸中，走腋，循太阴之分而行，还至阳明，上至舌，下足阳明，常与营俱行于阳二十五度，行于阴亦二十五度，一周也。故五十度而复大会于手太阴矣。

黄帝曰，人有热，饮食下胃，其气未定①，汗则出，或出于面，或出于背，或出于身半，其不循卫气之道而出，何也？岐伯曰，此外伤于风，内开腠理，毛蒸理泄②，卫气走之，固不得循其道，此气慓悍滑疾，见开而出，故不得从其道，故命曰漏泄③。

黄帝曰：愿闻中焦之所出。岐伯答曰：中焦亦并胃中，出上焦之后，此所受气者，泌糟粕④，蒸津液，化其精微，上注于肺脉，乃化而为血，以奉生身，莫贵于此。故独得行于经隧，命曰营气。

黄帝曰：夫血之与气，异名同类。何谓也？岐伯答曰：

营卫者，精气也，血者，神气也。故血之与气，异名同类焉。故夺血者无汗，夺汗者无血，故人生有两死⑤，而无两生。

黄帝曰：愿闻下焦之所出。岐伯答曰：下焦者，别回肠⑥，注于膀胱，而渗入焉；故水谷者，常并居于胃中，成糟粕而俱下于大肠，而成下焦，渗而俱下，济泌别汁⑦，循下焦而渗入膀胱焉。黄帝曰，人饮酒，酒亦入胃，谷未熟而小便独先下，何也？岐伯答曰，酒者，熟谷之液也。其气悍以清，故后谷而入，先谷而液出焉。黄帝曰，善。余闻上焦如雾，中焦如沤⑧，下焦如渎⑨，此之谓也。

【注释】

① 其气未定：饮食进入胃中尚未化生精微之气。

② 毛蒸理泄：受风热之邪所蒸，致腠理开泄而汗出。

③ 漏泄：汗泄如漏。

④ 泌糟粕：排泄食物残滓。

⑤ 有两死，而无两生：汗与血两者俱夺则死，没有两者俱夺就能生。

⑥ 回肠：在小肠下段，上接盲肠，下连大肠。

⑦ 济泌别汁：将水谷分为清浊两部分，使大便致密，小便清澈。

⑧ 沤：沤腐。

⑨ 渎：水道。

【提要】 本文论述了上焦、中焦、下焦的部位及功能。通过比喻的方法，形象的描述了上焦如雾、中焦如沤、下焦如渎的生理特色，同时论述了营卫之气的生成、功用、运行与会合。文中夺血者无汗、夺汗者无血的观点对后世治疗有较大指导意义。

【释义】 黄帝说：我想听您说一说三焦的起止和运行是怎样的？岐伯说：上焦出自胃的上口，与食道并行到咽喉，经过膈，布散于胸中，再行走至腋，沿手太阴肺经的走行方向循行，在手部与手阳明经相交会，向上行走至舌，再向下循足阳明胃经。上焦之气与营气并行于阳二十五周次，也并行于阴二十五周次，一昼夜一循环。共五十周次，再与营气会于手太阴肺经。

黄帝说：人吃很热的食物，食物刚刚到胃部，尚未化生为精微物质，汗已出来，或面部出汗，或背部出汗，或半身出汗，都不按照卫气的循行路线，是什么原因呢？岐伯说：在外受风邪侵袭，热食致腠理开泄，风热郁蒸于腠理而汗出，在肌表腠理疏松的地方，卫气流泄，不循正常道路，卫气慓悍滑疾，看到哪儿舒张就从哪儿跑出来，所以不循行于脉道，这种汗出过多的症状称为漏泄。

黄帝说：我想听听中焦的出处。岐伯回答说：中焦的部位与胃相并列，走出于上焦之后，中焦所受的水谷之气，经过排泄食物残渣、蒸腾津液，化为精微物质，向上传输于肺，再化而为血，来奉养全身，这是最宝贵的。所以独行于经脉之中，称为营气。

黄帝说：血与气，名字不同，其实是同一种物质，什么原因呢？岐伯回答说：营气和卫气，都是精气，而血则是精气所化生的神气。所以血与气，不同的名字其实是同样的物质。失血过多的人没有汗，出汗过多的人没有血，失血和失汗都会死亡，血与汗缺一则不能生存，所以没有两生。

黄帝说：我希望听听下焦的出处。岐伯回答说：下焦泌别清浊，糟粕自回肠下行，水流注于膀胱，而渗入其中；所以水与五谷，在胃中并存，进行消化吸收，糟粕部分下行于大肠，水液渗入膀胱，这就是下焦。泌别清浊后，大便质密，小便清澈，精微吸收，液体浊气循下焦而渗入膀胱。黄帝问：人们饮酒后，酒也进入胃中，为什么五谷尚未消化而小便独先下行呢？岐伯回答说：酒，是把谷蒸酿熟而制作成的液体。其气慓悍而清利，所以酒虽在五谷后入胃，却提前排出体外。黄帝说：好。我听说上焦输布精气，就像雾的蒸腾；中焦腐熟水谷，就像沤渍食物；下焦排泄糟粕，就像水道，是这个道理啊。

经络学说，是研究人体经络系统生理功能、病理变化及其与脏腑相互关系的学说，是中医学说理论体系的重要组成部分。经络是经脉和络脉的总称。它的主要功能是运行全身气血，联络脏腑肢节，沟通上下内外，从而将人体各部分连接成一个有机的统一体。

经络学说，在生理、病理方面都具有重要意义，而且对各科的诊治都有其一定的指导作用，尤其是针灸学科，更是以经络学说作为理论基础。

经络的内容，主要是经脉和络脉两部分，其中以经脉为主。经脉又分正经、奇经两大类，即正经十二，奇经有八。络脉有别络、浮络、孙络之别。别络较大，共有十五，它具有本经别走邻经，加强表里阴阳两经的联系与调节作用。浮络是络脉浮行于浅表部位者。孙络则为络脉最细的分支。

此外，还有十二经别、十二经筋和十二皮部。十二经别是十二经脉别出的正经，有加强表里两经联系的作用。十二经筋，则是十二经脉循行部位上分布于筋肉的系统，有连缀百骸、维络周身、主司关节运动的作用。十二皮部，是经脉在体表皮肤部位的反应区。由于十二经筋与十二皮部的循行分布基本和十二经脉在体表的部位一致，所以它们都按十二经脉命名，亦隶属于十二经的范围。

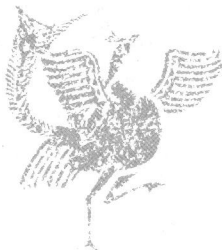

经络篇

灵枢·经脉

【原文】雷公问于黄帝曰：《禁服》①之言，凡刺之理，经脉为始，营其所行②，制其度量③，内次五脏④，外别六腑⑤，愿尽闻其道⑥。

黄帝曰：人始生，先成精，精成而后脑髓生，骨为干，脉为营，筋为刚，肉为墙，皮肤坚而毛发长，谷入于胃，脉道以通，血气乃行。

雷公曰：愿卒闻经脉之始⑦也。黄帝曰：经脉者，所以能决死生、处百病、调虚实⑧，不可不通。

肺手太阴之脉，起于中焦，下络大肠，还循胃口，上膈属肺，从肺系横出腋下，下循臑内，行少阴心主之前，下肘中，循臂内上骨下廉，入寸口，上鱼，循鱼际，出大指之端；其支者，从腕后直出次指内廉，出其端。

是动则病肺胀满，膨膨而喘咳，缺盆中痛，甚则交两手而瞀，此为臂厥。是主肺所生病者，咳，上气，喘渴，烦心，胸满，臑臂内前廉痛厥，掌中热。气盛有余，

则肩背痛，风寒汗出中风，小便数而欠。气虚则肩背痛，
寒，少气不足以息，溺色变。为此诸病，盛则泻之，虚则补
之，热则疾之，寒则留之，陷下则灸之，不盛不虚，以经
取之。盛者，寸口大三倍于人迎，虚者，则寸口反小于人
迎也。

【注释】

① 禁服：指《灵枢·禁服》。

② 营其所行：营，谋求。谋求经脉所行的部位。

③ 制其度量：知道经脉的长短、大小标准。

④ 内次五脏：经脉与内在五脏的联系。

⑤ 外别六腑：与外在六腑的联系。

⑥ 愿尽闻其道：愿听你详细地讲述。

⑦ 经脉之始：经脉的起始点与循行分布的情况。

⑧ 决死生、处百病、调虚实：判断死生，处治百病，调治身体之虚实。

【提要】 本文论述了经络学说在诊断治疗等方面的应用价值和掌握经络学说的重要性，疾病发生后，既可以由表入里，又可由里出表，为经络传变的途径。传变过程产生的证候，根据经络的通路反映于体表。以此可以对疾病进行定位、定性、定预后吉凶。

【释义】 雷公问黄帝说：在《禁服》篇中说，要掌握针刺治病的原理，应首先明确经脉系统，了解经脉循行的部位和路径，知道经脉的长、短，它在内依次与五脏相属，在外分别与六腑相通。对于这些道理，希望您详细地告诉我。

黄帝说：人在被孕育的时候，首先是由男女之精而构成，精形成之后发育为脑髓，此后人体才会逐渐成形，以骨骼为支柱，以脉为营运气血的通路，以筋的刚劲来约束和强固骨骼，以肌肉作为保护内在脏腑的墙壁。等到皮肤健全之后，毛发生长出来，人体就形成了。人出生以后，五谷入胃，化生精微而营养全身，使全身脉道得以贯通，气血才能在脉道中运行不息。

雷公说：我想听您讲一讲经脉是怎样形成的，以及它的循行起止。黄帝说：

经脉不仅是全身气血运行的通路，濡养周身，而且还可以根据它的变化来决断死生，诊察百病，调整虚实，治疗疾病，所以，作为医者一定要通晓经络循行。

肺手太阴之脉，起始于中焦胃脘部，向下行，联络于大肠。自大肠返回后，循行于胃的上口，向上穿过膈肌，上入于肺（脏），再从气管横走，并由腋窝部出于体表，沿着上臂的内侧，行走于手少阴心经与手厥阴心包经的前面，至肘内侧，沿前臂内侧、桡骨下缘，经过桡骨小头内侧至寸口部位，再前行至大鱼际，沿鱼际的边缘出大拇指的指端。它的一条支脉，从手腕后方分出，沿着食指桡侧至指端，与手阳明大肠经相衔接。

手太阴肺经之经气受到外邪侵袭时，就会出现肺胀满、气喘、咳嗽、缺盆部疼痛等病证；咳喘剧烈时，患者会两手抱住胸前，感到眼花目眩、视物不清，这就是臂厥病。本经腧穴主治肺脏所发生的疾病，其症是咳嗽上气、喘促、口渴、心中烦燥、胸部满闷、上臂内侧前缘部位疼痛、手厥冷、掌心发热。本经气盛而有余时，就会出现肩背部疼痛、汗出易感风邪、小便次数增多而尿量减少等症状。本经经气虚时，会出现肩背部遇寒而痛、呼吸短促、少气、小便颜色改变等症状。治疗这些疾病时，凡属实证的用泻法，凡属虚证的用补法，属于热的用疾刺法，属于寒的用留针法，因阳气不足以致脉虚陷不起的用灸法，不实不虚，仅仅只是经气运行失调的，就用本经腧穴来调治。属于本经实证的，其寸口脉的脉象要比人迎脉的脉象大三倍；而属于本经虚证的，其寸口脉的脉象会比人迎脉的脉象小。

【原文】 大肠手阳明之脉，起于大指次指之端，循指上廉，出合谷两骨之间，上入两筋之中，循臂上廉，入肘外廉，上臑外前廉，上肩，出髃骨之前廉，上出于柱骨之会上，下入缺盆，络肺，下膈，属大肠。其支者，从缺盆上颈，贯①颊，入下齿中，还出挟口，交②人中，左之右，右之左，上挟③鼻孔。

是动则病齿痛，颈肿。是主津液所生病者，目黄，口

干，齞衄，喉痹，肩前臑痛，大指次指痛不用，气有余则
当脉所过者热肿；虚则寒栗不复④。为此诸病，盛则泻之，
虚则补之，热则疾之，寒则留之，陷下则灸之，不盛不虚，
以经取之。盛者，人迎大三倍于寸口；虚者，人迎反小于寸
口也。

【注释】

① 贯：经脉从中间穿过称"贯"。

② 交：相互交叉称"交"。

③ 挟：并行于两旁称"挟"。

④ 寒栗不复：发冷颤抖，难以回温。

【释义】

手大肠阳明之脉，起始于食指的指端，沿食指拇侧上缘，通过拇指、食指之间的合谷穴，至腕上拇指两筋之中的凹陷处，再沿前臂外侧的上缘，进入肘外侧，沿上臂的外侧前缘，上行至肩，出于肩峰的前缘，会于大椎穴，再前行，进入缺盆，并向下联络肺（脏），再向下贯穿膈膜，联络本经所属的脏腑——大肠。另一条支脉，从缺盆上走颈部，过颊部，入下齿龈中，再从内返出而挟行于口唇，在人中穴处相交汇。然后，左边的向右行，右边的向左行，再上行挟于鼻孔两侧，与足阳明胃经相衔接。

手阳明大肠经之经气受到外邪侵袭时，就会出现齿痛、颈部肿大等症。本经腧穴主治津液不足的疾病，其症状是眼睛发黄、口中发干、鼻塞或出鼻血、喉头肿痛之气闭、肩前与上臂疼痛、食指疼痛而活动受限。本经气盛而有余时，就会出现经脉所过之处发热而肿的病象。本经气虚而不足时，就会出现发冷颤抖、不易恢复温暖等病象。治疗上面这些病证时，属于实证者就要用泻法，属于虚证者就要用补法；属于热者就要用疾刺法，属于寒者就要用留针法；属于阳气虚弱脉道虚陷不起者就要用灸法；不实不虚，仅仅是经气运行失调的，就用本经腧穴来调治。本经经气亢盛的，其人迎脉的脉象要比寸口脉的脉象大三倍；本经经气虚弱的，其人迎脉的脉象反而会比寸口脉的脉象小。

【原文】 胃足阳明之脉，起于鼻之交頞中①，旁纳太阳之脉②，下循鼻外，入上齿中，还出挟口环③唇，下交承浆，却循颐④后下廉，出大迎，循颊车，上耳前，过客主人，循发际，至额颅⑤；其支者，从大迎前下人迎，循喉咙，入缺盆，下膈属胃络脾；其直者，从缺盆下乳内廉，下挟脐，入气街⑥中；其支者，起于胃口，下循腹里，下至气街中而合，以下髀关⑦，抵伏兔⑧，下膝膑中，下循胫外廉，下足跗，入中趾内间；其支者，下廉三寸而别，下入中趾外间；其支者，别跗上，入大趾间，出其端。

是动则病洒洒振寒⑨，善呻，数欠，颜黑，病至则恶人与火，闻木声则惕然而惊，心欲动，独闭户塞牖而处，甚则欲上高而歌，弃衣而走，贲响腹胀，是为骭厥⑩。是主血所生病者⑪，狂疟，温淫，汗出，鼽衄，口㖞，唇胗⑫，颈肿，喉痹，大腹水肿，膝膑肿痛，循膺、乳、气街、股、伏兔、骭外廉、足跗上皆痛，中指不用。气盛则身以前皆热，其有余于胃，则消谷善饥，溺色黄。气不足则身以前皆寒栗，胃中寒则胀满。为此诸病，盛则泻之，虚则补之，热则疾之，寒则留之，陷下则灸之，不盛不虚，以经取之。盛者，人迎大三倍于寸口，虚者，人迎反小于寸口也。

【注释】

① 頞中：是指鼻根部位的凹陷处。

② 旁纳太阳之脉：纳作"约"，也就是缠束的意思。《铜人经》的注释为"足太阳起目眦（睛明穴）而阳明旁行约之"，其意思就是说足阳明胃经的经脉缠束旁侧之足太阳膀胱经的经脉。

③ 环：环绕于四周的叫作"环"。后文中却、过、直、合、抵、别的意思分别为，不进反退的叫作"却"；通过它经穴位所在部位的叫作"过"；一直向前走而不转向的叫作"直"；两脉相并的叫作"合"；到达某处的叫作"抵"；另行而发出分支的叫作"别"。

④ 颐：即口角后方，腮部之下的部位。

⑤ 额颅：前额处，发下眉上之间的部位。

⑥ 气街：穴位名，其部位在少腹下方之毛际的两旁，也叫做气冲。

⑦ 髀关：穴位名，其部位在大腿前方上端的皮肤交纹处。

⑧ 伏兔：穴位名，其部位在大腿前方的肌肉隆起处，因其形如趴伏的兔子，故名。

⑨ 洒洒振寒：患者有阵阵发冷的感觉，就好像凉水洒在身上一样。

⑩ 骭厥：骭是胫骨在古时候的名称。这里指足阳明之气自胫部而上逆的病证。古人认为贲响（肠中气体走动而发生鸣响）、腹胀都是因足胫部之气上逆所致，故称之为骭厥。

⑪ 是主血所生病者：胃腑受纳水谷而使营血得以化生，是为营血之根，如果胃腑有病，则营血不生。足阳明经受纳胃腑之气，成为多气多血之经，而可调节营血之变，所以足阳明胃经上的腧穴可主治有关血的各种病证。

⑫ 口㖞，唇胗：口㖞，是指口角歪斜。唇胗，是指口唇生疮疡。

【释义】 足阳明胃经，起于鼻孔两侧，上行鼻旁（迎香穴），旁接足太阳膀胱经之脉，再沿鼻旁向下循行，入上齿中，然后从上齿中出来绕口唇一周，向下与承浆穴相交，从承浆穴退出后沿腮从大迎穴出来，再通过颊车穴，往上走到耳前，通过客主人穴，往上沿着发际直到额颅部。它有一条支脉，从大迎穴前向下走到人迎穴，沿着喉咙，进入缺盆，再向下穿过膈到胃，联络脾脏；它还有一条直行的经脉，从缺盆往下，经过乳房内侧，向下挟行于脐的两旁，一直走到阴毛两侧的气街中，另有一条支脉，从胃口开始，往下沿着腹里走到气街中，与足太阳膀胱经会合，然后再向下经过髀关穴到达伏兔穴，往下经过膝关节，再向下沿着胫骨前外侧到达足背部，进入中趾内侧；还有一条支脉，从膝下三寸处分出，向下进入足中趾外侧；还有一条支脉，从足背分出来后走到足大趾的尖端。

本经有病时患者有发冷的感觉，就好像凉水洒在身上，喜欢呻吟，不停地打哈欠，颜面部发黑，发病时厌恶人及火光，听见由木头发出的声音就又惊又怕，心跳不安，喜欢关上窗户自己待在屋子里。病情严重的患者甚至会登高而歌，不穿衣服乱跑，而且会伴有腹胀肠鸣，这就是骭厥病。足阳明胃经腧穴主治由血之异常变动而导致的病证，包括狂病疟疾、温病、自汗、出血、口眼喝斜、口唇生疮、颈肿、咽喉肿痛、腹部肿大、膝关节肿痛，沿胸乳部、气街、大腿前缘、伏兔、胫骨外侧缘、足背部等处都疼痛，足中趾不能屈伸。足阳明胃经经气盛时，具体表现为身体前侧出现发热感，如果气盛而充于胃，使胃之气有余，就会出现食谷易消而时有饥饿，以及小便颜色发黄等症状。反之，经气不足时，就会出现胸腹部发冷而战栗的状态，胃中有寒时，就会出现胀满等状态。因此治疗以上疾病时，经气亢盛时用泻法，经气不足时用补法，属热的就用疾刺法，属于寒的就用留针法，阳气不足脉陷下的用灸法，不实不虚的用属于本经的腧穴来治疗。本经经气亢盛时，人迎脉的脉象比寸口脉的脉象大三倍，本经经气虚弱的，人迎脉的脉象就会比寸口脉的脉象小。

【原文】 脾足太阴之脉，起于大趾之端，循趾内侧白肉际①，过核骨②后，上内踝前廉，上踹③内，循胫骨后，交出厥阴之前，上膝股内前廉，入腹属脾络胃，上膈，挟咽，连舌本，散舌下；其支者，复从胃，别上膈，注心中。

是动则病舌本强，食则呕，胃脘痛，腹胀善噫，得后与气④则快然如衰，身体皆重。是主脾所生病者，舌本痛，体不能动摇，食不下，烦心，心下急痛，溏、瘕泄⑤，

水闭，黄疸，不能卧，强立股膝内肿厥，足大趾不用。为
此诸病，盛则泻之，虚则补之，热则疾之，寒则留之，陷下
则灸之，不盛不虚，以经取之。盛者，寸口大三倍于人迎，
虚者，寸口反小于人迎也。

【注释】

① 白肉际：手足之掌（或跖）与指（或趾）都有赤白肉际，掌（或跖）
与指（或趾）的阴面为白肉，阳面（即生有毫毛的那一面）为赤肉，二者相交
界的地方即为赤白肉际。

② 核骨：第一趾跖关节在足内侧所形成的圆形隆起，其状如圆骨，故名。

③ 踹：在此为"腨"之误，即指小腿的腓肠肌部，俗称小腿肚。

④ 得后与气：气，是指矢气。指排出了大便或矢气。

⑤ 溏、瘕泄：溏，指大便稀薄。瘕泄，指痢疾。

【释义】 足太阴脾经，起于足大趾内侧，沿着足大趾内侧白肉处，经过第一
跖骨底的前缘，上行到达内踝前缘，再走到小腿肚，沿着胫骨后侧，与足厥阴肝
经相交，上行到膝关节内侧和大腿内侧前缘，上入腹内，联属于脾脏，络于相表
里的胃腑，向上过横膈部，挟行咽喉部，连接舌根，散布于舌下；另一支脉，从
胃分出，再别上横膈，流注于心脏。

足太阴脾经经气发生异动，就会出现舌根强硬、食入则呕吐、胃脘痛、腹部
胀满、时有嗳气等症状，排便矢气后则气机得利，运化得物，就会感觉腹胀缓解
很多，但是身体会觉得沉重。本经主脾所生的病证，其症状包括舌根疼痛、身体
无力动摇、进食食物不消化、心烦、心下急痛、大便稀薄、下痢、小便不通、黄
疸、不能入睡、勉强站立时大腿和膝关节内侧水肿而厥、足大趾不能活动。治疗
这些病时，属于经气亢盛的就用泻法，属于经气不足时用补法，热的用疾刺法，
寒的用留针法，阳气不足陷下的用灸法，不实不虚的从本经取治。经气亢盛时，
寸口脉的脉象比人迎脉的脉象大三倍，经气虚弱的，寸口脉的脉象比人迎脉的脉
象小。

【原文】 心手少阴之脉，起于心中，出属心系①，下膈，络小肠；其支者，从心系上挟咽，系目系；其直者，复从心系却上肺，下出腋下，下循臑内后廉，行太阴心主之后，下肘内，循臂内后廉，抵掌后锐骨②之端，入掌内后廉，循小指之内出其端。

是动则病嗌干③心痛，渴而欲饮，是为臂厥④。是主心所生病者，目黄胁痛，臑臂内后廉痛厥，掌中热痛。为此诸病，盛则泻之，虚则补之，热则疾之，寒则留之，陷下则灸之，不盛不虚，以经取之。盛者，寸口大再倍于人迎，虚者，寸口反小于人迎也。

【注释】

① 心系：心脏与其他脏腑相联系的脉络。

② 锐骨：掌后尺侧部隆起的骨头。

③ 嗌干：嗌，指食道的上口。食道上口之咽喉部有干燥的感觉。

④ 臂厥：因手臂的经脉之气厥逆上行而导致的病证。

【释义】 心手少阴之脉，起于心脏的里面，从心中出来，归属于心系，向下穿过横膈膜，联络小肠；在心系分出一条支脉，顺着心系的方向向上运行，走咽的两边，联结到目系；它直行的经脉，也从心中出来，顺着心系向上，中途改变方向上肺，离开肺后向下从腋下出来，向下沿着大臂内侧后缘，运行于手太阴肺经和手厥阴心包经的后面，之后下行到肘窝的内侧，沿着前臂内侧的后缘，到达小指侧高骨的顶端，从小指侧高骨的旁边进入掌内，沿小指内侧一直运行到小指顶端。

手少阴心经之经气异常时，就会出现咽干、心痛、口渴，并且想喝水，这是因为臂部经脉厥而不行引起的。手少阴心经上的腧穴主治心脏处的疾病，其症状是眼睛发黄、胁肋疼痛、上臂及下臂的内侧后缘处疼痛厥冷、掌心处发热灼痛。

治疗上面这些病证时，属于经气亢盛的就要用泻法，属于经气不足的就要用补法，属于热的就要用速针法，属于寒的就要用留针法，属于阳气内衰以致脉道虚陷不起的就要用灸法，既不属于经气亢盛也不属于经气虚弱，而仅仅只是经气运行失调的，就要用本经所属的腧穴来调治。本经经气亢盛的，其寸口脉的脉象要比人迎脉的脉象大两倍；本经经气虚弱的，其寸口脉的脉象反而会比人迎脉的脉象小。

【原文】 小肠手太阳之脉，起于小指之端，循手外侧上腕，出踝①中，直上循臂骨下廉，出肘内侧两筋之间，上循臑外后廉，出肩解②，绕肩胛，交肩上，入缺盆，络心，循咽，下膈，抵胃，属小肠；其支者，从缺盆循颈上颊，至目锐眦，却入耳中；其支者，别颊上䪼③，抵鼻，至目内眦，斜络于颧。

是动则病嗌痛，颔④肿，不可以顾，肩似拔，臑似折。是主液所生病者⑤，耳聋，目黄，颊肿，颈、颔、肩、臑、肘、臂外后廉痛。为此诸病，盛则泻之，虚则补之，热则疾之，寒则留之，陷下则灸之，不盛不虚，以经取之。盛者，人迎大再倍于寸口，虚者，人迎反小于寸口也。

【注释】

① 踝：手腕后方尺侧部隆起的骨头。

② 肩解：肩关节后面的骨缝。

③ 䪼：眼眶下的部位，其中还包括颧骨所连及的上牙床的部位。

④ 颔：下颌骨正中下方的空软部位。

⑤ 是主液所生病者：小肠为受盛之官，承接胃所腐熟的水谷，并泌别清浊，使其精华营养全身，其糟粕归于大肠，其水液归于膀胱。小肠有病，则水

谷不分，清浊难别。是故小肠可以调节水液的产生，而其所络属的经脉——小肠经也就可以调治水液方面所发生的病证。

【释义】 手太阳小肠经之脉，起始于手小指外侧的末端，沿着小指外侧的赤白肉际处向上运行到腕部，从腕后小指侧高骨间出来，沿着小臂尺骨的下缘直上，从肘内侧两筋之间出来，向上运行于上臂外侧的后缘，进入关节缝，然后从肩关节出来环绕肩胛骨，在肩部相交，进入缺盆，入缺盆后，联络心脏，沿着喉咙直行向下，穿过横膈膜，抵达胃腑，继续向下运行，回到本腑——小肠；在缺盆处分出一支，沿着脖颈的前面向上运行到脸颊，再运行到外眼角后，改变运行方向，向后运行进入耳内；他的另一条支脉，从脸颊部分出向上运行到颧骨，再运行到鼻子根部，沿鼻根部上行到眼内角的晴明穴，从晴明穴分出络脉络于颧骨部。

手太阳小肠经之经气异常时，就会出现喉咙痛，下巴的侧面肿，脖子不能转动，做这个动作时肩部发紧，臂部像折断一样疼痛无力。手太阳小肠经上的腧穴主治小肠功能出现问题引起的疾病，其症状主要包括耳聋、眼睛发黄、面颊肿胀，以及颈部、颌部、肩部、上臂、肘部、前臂等部位的外侧后缘处疼痛。治疗上面这些病证时，属于经气亢盛的就要用泻法，属于经气不足的就要用补法，属于热的就要用速针法，属于寒的就要用留针法，属于阳气内衰以致脉道虚陷不起的就要用灸法，既不属于经气亢盛也不属于经气虚弱，而仅仅只是经气运行失调的，就要用本经所属的腧穴来调治。本经经气亢盛，其人迎脉的脉象要比寸口脉的脉象大两倍；本经经气虚，其人迎脉的脉象反而会比寸口脉的脉象小。

【原文】 膀胱足太阳之脉，起于目内眦，上额交巅①；其支者，从巅至耳上角②；其直者，从巅入络脑，还出别下项，循肩髆③内，挟脊抵腰中，入循膂④，络肾，属膀胱；其支者，从腰中下挟脊，贯臀，入腘中；其支者，从髆内左右，别下贯胛，挟脊内，过髀枢⑤，循髀外，从后廉，下合腘中；以下贯踹内，出外踝之后，循京骨⑥，至

xiǎo zhǐ wài cè
小趾外侧。

shì dòng zé bìng chōng tóu tòng　mù sì tuō　xiàng rú bá　jǐ tòng　yāo sì zhé
是动则病冲头痛，目似脱，项如拔，脊痛，腰似折，

bì bù kě yǐ qū　guó rú jié　chuài rú liè　shì wéi huái jué⑦　shì zhǔ jīn suǒ shēng
髀不可以曲，腘如结，踹如裂，是为踝厥⑦。是主筋所生

bìng zhě⑧　zhì nüè kuáng diān jí　tóu xìn⑨ xiàng tòng　mù huáng　lèi chū　qiú
病者⑧，痔、疟、狂、癫疾，头囟⑨项痛，目黄、泪出，鼽

nǜ　xiàng bèi yāo kāo⑩　guó chuài jiǎo jiē tòng　xiǎo zhǐ bú yòng　wéi cǐ
衄，项、背、腰、尻⑩、腘、踹、脚皆痛，小趾不用。为此

zhū bìng　shèng zé xiè zhī　xū zé bǔ zhī　rè zé jí zhī　hán zé liú zhī　xiàn xià zé
诸病，盛则泻之，虚则补之，热则疾之，寒则留之，陷下则

jiǔ zhī　bù shèng bù xū　yǐ jīng qǔ zhī　shèng zhě　rén yíng dà zài bèi yú cùn kǒu
灸之，不盛不虚，以经取之。盛者，人迎大再倍于寸口，

xū zhě　rén yíng fǎn xiǎo yú cùn kǒu yě
虚者，人迎反小于寸口也。

【注释】

①巅：头顶正中的最高处，也就是百会穴的位置。

②耳上角：耳尖上方所对之头皮的部位。

③肩髆：肩胛骨。

④膂：挟行于脊柱两旁的浅层肌肉叫做膂。

⑤髀枢：髀，指大腿。髀枢即指髋关节，又称大转子，为环跳穴所在的部位。

⑥京骨：足小趾本节后向外侧突出的半圆骨，也即京骨穴所在的部位。

⑦踝厥：对症状而言，这些症状都是由本经经气自外踝部向上逆行而导致的，故名踝厥。

⑧是主筋所生病者："阳气者，精则养神，柔则养筋"说明阳气可以濡养经筋。太阳经为阳气最充足的经脉，其阳气不足则经筋无以所养，所以足太阳膀胱经可以主治筋所发生的病证。

⑨囟：婴儿头顶骨缝未合之处，称为囟门。

⑩尻：骶骨的末端。自腰以下至骶尾骨，通称为"尻"。

【释义】 足太阳膀胱之脉，起始于内眦，经过额头上头颅，在头顶最高处百会相交；在百会穴分出一个支脉，从百会运行到耳尖；它的直行脉，从百会向内深入络于脑，然后从百会穴出来，运行于脖后，沿着肩胛的内侧，挟着脊柱两旁，

向下运行到达腰部腧穴，再沿着脊柱旁的肌肉进入腹内，分支络于肾，直行归属膀胱，并联属于本经所属的脏腑——膀胱（腑）；另有一条支脉，从腰中（命门），挟着脊柱下行至臀部肌肉里面，再向下进入腘窝中；还有一条支脉，从肩胛骨的左右各分出一支，向下行于肩胛骨的下面，再沿着脊柱两侧，经过髋关节，沿着大腿后的外侧向下运行，到腘窝部合于委中，再向下穿过小腿肚的内部，从足外踝的后面出来，沿着第五跖骨的外侧运行，到达足小趾外侧。

足太阳膀胱经之经气发生异常时，就会出现头痛，眼球憋胀，顶部发紧，颈项就好像在被牵拔一样紧张疼痛，脊柱痛，腰痛如折，髋关节不能屈曲，腘窝里的筋如打结后变短，感觉筋被扯着，小腿肚有撕裂感的疼痛，以上病证叫踝厥病。足太阳膀胱经上的腧穴主治筋所发生的疾病，如痔疮、疟疾、狂病、癫病、头痛、囟门痛、顶痛、眼睛发黄、流泪，鼻塞或鼻出血，项、背、腰、尻、腘、小腿肚、脚等部位都发生疼痛，足小趾不能活动。治疗上面这些病证时，属于经气亢盛的就要用泻法，属于经气不足的就要用补法，属于热的就要用速针法，属于寒的就要用留针法，属于阳气内衰以致脉道虚陷不起的就要用灸法，既不属于经气亢盛也不属于经气虚弱，而仅仅只是经气运行失调的，就要用本经所属的腧穴来调治。本经经气亢盛的，其人迎脉的脉象要比寸口脉的脉象大两倍；而本经经气虚弱的，其人迎脉的脉象反而会比寸口脉的脉象小。

【原文】 肾足少阴之脉，起于小趾之下，邪走足心①，出于然谷之下，循内踝之后，别入跟中，以上踹内，出腘内廉，上股内后廉，贯脊，属肾，络膀胱；其直者，从肾上贯肝膈，入肺中，循喉咙，挟舌本；其支者，从肺出络心，注胸中。

是动则病饥不欲食，面如漆柴②，咳唾则有血，喝喝③而喘，坐而欲起，目䀮䀮④如无所见，心如悬若饥状，气不足则善恐，心惕惕如人将捕之，是为骨厥。是主肾所生病者，口热舌干，咽肿，上气，嗌干及痛，烦心，心痛，黄疸，肠澼⑤，脊股内后廉痛，痿厥嗜卧，足下热而痛。为此诸病，盛则泻之，虚则补之，热则疾之，寒则留之，陷下则灸之，不盛不虚，以经取之。灸则强食生肉，缓带披发⑥，大杖重履⑦而步。盛者，寸口大再倍于人迎，虚者，寸口反小于人迎也。

【注释】

① 邪走足心：邪，音、意均与"斜"字同。指肾经的经脉从膀胱经经脉的终点出发后，斜行走向足心部的涌泉穴。

② 漆柴：漆，是指黑色。形容患者的面色暗黑无泽，就好像烧焦了的黑色木炭一样。

③ 喝喝：形容喘息之声。

④ 眈眈：形容视物不清的样子。

⑤ 肠澼：病邪气积于肠中，即指今天所说的痢疾。

⑥ 缓带披发：放松衣带，披散头发。其目的是使身体不受束缚，气血得以畅行无阻。

⑦ 大杖重履：大杖，是粗而结实的拐杖；重履，就是在睡鞋外面再套上一双鞋子。古人睡觉时多需另换睡鞋，起床后再将睡鞋换下，但体弱的人起床后不换睡鞋，而是在睡鞋外面再套上一双鞋子，故称重履。在此用以形容动作徐缓的样子。

【释义】 足少阴肾之脉，起于足小趾的下方，斜着运行到足心，再向后运行，从然骨穴的下面出来，出来后走内踝的后面，在内踝的后面别出一分支进入脚后跟，沿脉上行，行走于小腿肚的里面，运行到腘窝内侧后从小腿肚里出来向上运行于大腿内侧后缘，从长强开始进入脊柱，穿行于肾内，直行归属于肾脏，分支连络膀胱；直行者从肾脏向上穿过肝、膈膜，然后进入肺中，从肺中出来沿着气管上行，到达舌根的两边；从肺中分出一个分支联络心脏，注入心包而与手厥阴心包经相衔接。

　　足少阴肾经经气发生变化时，就会虽觉饥饿却不想进食，面色像漆柴一样暗黑无泽，咳唾带血，喘息喝喝有声，无法久坐，视物模糊不清，视无所见，心下空空如悬空，就像饿了一样，肾虚时，会时常有恐惧感，心中不安、紧张，就像被人追捕一样，以上这些病证就叫做骨厥病。足少阴肾经上的腧穴主治肾脏相关疾病，其症状是自觉口中发热、舌干、咽部肿胀、气上逆、喉咙干燥而疼痛、心中烦乱、心痛、黄疸、痢疾、腰与大腿内侧后缘疼痛、足部痿软而厥冷、嗜睡、足底发热并疼痛。治疗上面这些病证时，属于经气亢盛的就要用泻法，属于经气不足的就要用补法，属于热的就要用速针法，属于寒的就要用留针法，属于阳气内衰以致脉道虚陷不起的就要用灸法，既不属于经气亢盛也不属于经气虚弱，而仅仅只是经气运行失调的，就要用本经所属的腧穴来调治。要使用灸法的患者，应当增强饮食以促进肌肉生长，要放松衣服上束着的带子，披散头发而不必扎紧，从而使全身气血得以舒畅，此外，即使病患尚未痊愈，也要手扶较粗的拐杖，足穿重履，缓步行走，做轻微的活动，从而使全身筋骨得以舒展。本经经气亢盛的，其寸口脉的脉象要比人迎脉的脉象大两倍；而本经经气虚弱的，其寸口脉的脉象反而会比人迎脉的脉象小。

【原文】　心主手厥阴心包络之脉，起于胸中，出属心包络，下膈，历络三焦①；其支者，循胸出胁，下腋三寸，上抵腋，下循臑内，行太阴、少阴之间，入肘中，下臂，行两筋之间，入掌中，循中指，出其端；其支者，别掌中，循小指次指②，出其端。

　　是动则病手心热，臂肘挛急，腋肿，甚则胸胁支满，心中憺憺大动，面赤目黄，喜笑不休。是主脉所生病者③，烦心，心痛，掌中热。为此诸病，盛则泻之，虚则

^{bǔ zhī} ^{rè zé jí zhī} ^{hán zé liú zhī} ^{xiàn xià zé jiǔ zhī} ^{bù shèng bù xū} ^{yǐ}

补之，热则疾之，寒则留之，陷下则灸之，不盛不虚，以

^{jīng qǔ zhī} ^{shèng zhě} ^{cùn kǒu dà yí bèi yú rén yíng} ^{xū zhě} ^{cùn kǒu fǎn xiǎo yú rén}

经取之。盛者，寸口大一倍于人迎，虚者，寸口反小于人

^{yíng yě}

迎也。

【注释】

① 历络三焦：历，是经过的意思。指心包经自胸至腹，顺次经过并联络上、中、下三焦。

② 小指次指：小指旁侧的第二个手指，也就是无名指。

③ 是主脉所生病者：心主血脉，而心包为心的外卫，代心受邪并代心行令，所以心包经可以主治心脉所发生的疾病。

【释义】 心主的经脉手厥阴心包经，起于两乳之间的胸中，入属于心包络，向下穿过横膈膜，顺序联络上中下三焦；它的支脉，循行胸中，横出胁下，当腋下三寸处，上行抵达腋窝部，沿着上臂的内侧，即手太阴肺经与手少阴心经这两条经脉的中间入肘中，再沿着小臂行于两筋的中间，向下入于掌中，沿中指直达指端；另一条支脉，从掌内分出，沿无名指直达指端，与手少阳三焦经相接。

手厥阴心包经之经气发生病变，就会出现掌心发热、臂肘关节拘挛、腋下肿胀等症状，更严重的还会出现胸胁部满闷、心脏跳动剧烈、面色发赤、眼睛发黄，喜笑不止。手厥阴心包经上的腧穴主治该脉所发生的病变，影响到经脉会心中烦躁、心痛、掌心发热。治疗上面这些病证时，属于实证的就要用泻法，属于虚证的就要用补法，属于热的就要用疾刺法，属于寒的就要用留针法，脉虚陷不起的就要用灸法，不实不虚者用本经腧穴来调治。经气盛的，其寸口脉的脉象要比人迎脉的脉象大一倍；经气虚的，其寸口脉的脉象反而会比人迎脉的脉象小。

^{sān jiāo shǒu shào yáng zhī mài} ^{qǐ yú xiǎo zhǐ cì zhǐ zhī duān} ^{shàng chū}

【原文】 三焦手少阳之脉，起于小指次指之端，上出

^{liǎng zhǐ zhī jiān} ^{xún shǒu biǎo wàn} ^{chū bì wài liǎng gǔ zhī jiān} ^{shàng guàn zhǒu} ^{xún}

两指之间，循手表腕①，出臂外两骨之间②，上贯肘，循

^{nào wài shàng jiān} ^{ér jiāo chū zú shào yáng zhī hòu} ^{rù quē pén} ^{bù dàn zhōng} ^{sàn luò}

臑外上肩，而交出足少阳之后，入缺盆，布膻中，散落

^{xīn bāo} ^{xià gé} ^{xún shǔ sān jiāo} ^{qí zhī zhě} ^{cóng dàn zhōng shàng chū quē pén} ^{shàng}

心包③，下膈，循属三焦；其支者，从膻中上出缺盆，上

项，系耳后直上出耳上角，以屈下颊至䪼；其支者，从耳
后入耳中，出走耳前，过客主人前，交颊，至目锐眦。
是动则病耳聋浑浑焞焞④，嗌肿喉痹。是主气所生病
者⑤，汗出，目锐眦痛，颊痛，耳后、肩、臑、肘、臂外皆
痛，小指次指不用。为此诸病，盛则泻之，虚则补之，热则
疾之，寒则留之，陷下则灸之，不盛不虚，以经取之。盛
者，人迎大一倍于寸口，虚者，人迎反小于寸口也。

【注释】

① 手表腕：手背。在此是指手背上从小指与无名指的分叉处到腕部阳池
穴处的部分。

② 两骨之间：在此指的是桡骨与尺骨的中间。

③ 散落心包：当为"散络心包"之误。

④ 浑浑焞焞：形容听不清楚声音的样子。

⑤ 是主气所生病者：因为三焦（腑）具有气化功能以通行水液，故其所
络属的经脉——三焦经也就可以调治气所发生的病证。

【释义】 手少阳三焦之脉，起于无名指的顶端，从小指与无名指之间出来向
上运行，沿着手背运行到腕部，然后运行于桡骨与尺骨之间，并出于前臂外侧两
骨的中间，再向上运行，穿行于肘关节的里面，从肘关节出来沿着上臂的外侧，
上行肩部，在肩中穴与足少阳胆经相交，并出于足少阳后面，再到进入缺盆，向
下行于两乳之间的膻中，再向下穿过横膈膜，依次联属上、中、下三焦；在胸中
分出一个支脉，从膻中向上运动，从缺盆出来，向上走行到颈项，连系耳后完骨，
再从完骨直上出于耳上角，从耳上角后面向前弯曲，从耳上角的前面向下运行至
颧髎穴；从耳后分出一条支脉进入耳朵里面，再出行到耳朵的前面，经过上关穴，
在上关穴的前面与前一分支相交后运行到眼外角，与足少阳胆经相衔接。

手少阳三焦经之经气发生病变，就会出现耳聋、听力模糊不清、咽喉肿痛、
喉咙闭塞等症状。手少阳三焦经上的腧穴主治气所发生的病变，其症状是自汗出，

外眼角疼痛，面颊疼痛，耳后、肩部、上臂、肘部、前臂等部位的外缘处都发生疼痛，无名指不能活动。治疗上面这些病证时，属于实证的就要用泻法，属于虚证的就要用补法，属于热的就要用疾刺法，属于寒的就要用留针法，脉虚陷不起的就要用灸法，不实不虚的要用本经腧穴来调治。本经经气盛者，其人迎脉的脉象要比寸口脉的脉象大一倍；本经经气虚者，其人迎脉的脉象反而会比寸口脉的脉象小。

【原文】 胆足少阳之脉，起于目锐眦，上抵头角^①，下耳后，循颈行手少阳之前，至肩上，却交出手少阳之后，入缺盆；其支者，从耳后入耳中，出走耳前，至目锐眦后；其支者，别锐眦，下大迎，合于手少阳，抵于䪼，下加颊车，下颈合缺盆以下胸中，贯膈，络肝属胆，循胁里，出气街，绕毛际^②，横入髀厌^③中；其直者，从缺盆下腋，循胸过季胁^④，下合髀厌中，以下循髀阳^⑤，出膝外廉，下外辅骨^⑥之前，直下抵绝骨之端，下出外踝之前，循足跗上，入小趾次趾之间；其支者，别跗上，入大趾之间，循大趾歧骨^⑦内出其端，还贯爪甲，出三毛^⑧。

是动则病口苦，善太息，心胁痛不能转侧，甚则面微有尘，体无膏泽^⑨，足外反热，是为阳厥^⑩。是主骨所生病者^⑪，头痛，颔痛，目锐眦痛，缺盆中肿痛，腋下肿，马刀侠瘿^⑫，汗出振寒，疟，胸、胁、肋、髀、膝外至胫、绝骨、外踝前及诸节皆痛，小趾次趾不用。为此诸病，盛则泻之，虚则补之，热则疾之，寒则留之，陷下则灸之，不

^{shèng bù xū} ^{yǐ jīng qǔ zhī} ^{shèng zhě} ^{rén yíng dà yī bèi yú cùn kǒu} ^{xū zhě} ^{rén}
盛 不 虚，以 经 取 之。盛 者，人 迎 大 一 倍 于 寸 口，虚 者，人
^{yíng fǎn xiǎo yú cùn kǒu yě}
迎 反 小 于 寸 口 也。

【注释】

① 头角：前额之上缘的两端处，即额角。

② 毛际：耻骨部阴毛的边缘。

③ 髀厌：髀枢，即髋关节，俗称大转子，为环跳穴所在的部位。

④ 季胁：两侧胸胁下方的软肋部。

⑤ 髀阳：髀，就是股，俗名大腿。内为阴，外为阳，髀阳是指大腿的外侧。

⑥ 外辅骨：腓骨。胫骨为内辅骨。

⑦ 歧骨：足之大趾与次趾本节后方的骨缝处叫做歧骨。

⑧ 三毛：足大趾背面，趾甲后方，第一趾关节处，有毛的部位。

⑨ 膏泽：膏，是指膏脂；泽，是润泽的意思。形容油润有光泽的样子。

⑩ 阳厥：由少阳之气上逆所导致的病证。古人认为，凡是足少阳胆经之经气发生异常变动而出现的病证，都是由胆木生火、火气冲逆所致，故其病证都称为阳厥病。

⑪ 是主骨所生病者：胆之味为苦，苦味入骨；骨其质刚，胆为中正之官，其气亦刚，故胆腑有病，可伤及于骨。所以，胆腑所络属的经脉——胆经也就可以调治骨所发生的病证。

⑫ 马刀侠瘿：瘰疬，相当于现在所说的淋巴结核，俗称疬串。其生于腋下，状似马刀形者，叫作马刀；而其生于颈部者，叫作侠瘿。

【释义】足少阳胆之脉，起于外眼角，向上行至额角，再向下，绕耳后，沿着颈部，行于手少阳三焦经的前方，至肩上，交叉于手少阳三焦经的后面，而进入缺盆；它的支脉，由耳后进入耳中，再出行至耳前，至眼外角的后方；它的另一条支脉，由眼外角分出，向下行至大迎穴，与手少阳三焦经相合，至眼眶下方，由颊车再向下至颈，与前一支脉合于缺盆，然后下行至胸中，通过横膈膜，联络肝脏，并沿着胁里，向下走行，出于小腹两侧气街，再绕过阴毛边缘，横行入环跳部；直行经脉，由缺盆向腋部下行，沿胸部经过季胁，与前一支脉相合于环跳

部，再向下沿着髀关节的外侧至膝外侧，下行于腓骨的前方，然后直行至外踝上腓骨的凹陷处，再向下出于外踝的前方，又沿着足背，进入足小拇指趾与无名趾的中间；她的另外一条支脉，由足背行走至足的大拇趾之间，沿着趾和食趾的骨缝之中至大拇趾上端，再回转，穿过足大趾的爪甲，出于三毛，与足厥阴肝经相接。

足少阳胆经之经气发生病变，就会出现口苦、时常叹气、胸胁部作痛、身体僵直，甚至面色灰暗、肌肤无泽、足外侧发热等症状，以上这些病证称之为阳厥病。足少阳胆经所主的骨发生病变会有头痛、颔部疼痛、外眼角痛、缺盆中肿痛、腋下肿、腋下或颈部瘰疬、汗出、寒战，沿络脉所过的胸、胁、髀、膝的外侧，直至胫骨、绝骨、外踝前，以及诸关节皆疼痛，小趾不能运动。以上病证，属于实证的应用泻法，属于虚证的应用补益法，属热证的须用疾刺法，属寒证的宜用留针法，属于阳气内衰以致脉道虚而陷下的就要用灸法；既不属于经气亢盛也不属于经气虚弱，而仅仅只是经气运行失调的，用本经所属的腧穴来调治。属于本经经气亢盛的，本经引起的实证表现在人迎脉比寸口脉大一倍；而属于本经经气虚弱的，则表现在人迎脉反比寸口脉小。

【原文】 肝足厥阴之脉，起于大趾丛毛①之际，上循足跗上廉，去内踝一寸，上踝八寸，交出太阴之后，上腘内廉，循股阴②入毛中，过阴器，抵小腹，挟胃属肝络胆，上贯膈，布胁肋，循喉咙之后，上入颃颡③，连目系，上出额，与督脉会于巅；其支者，从目系下颊里，环唇内；其支者，复从肝别贯膈，上注肺。

是动则病腰痛不可以俯仰，丈夫㿉疝，妇人少腹肿，甚则嗌干，面尘脱色。是主肝所生病者，胸满，呕逆，飧泄，狐疝④，遗溺，闭癃。为此诸病，盛则泻之，虚则补之，热则疾之，寒则留之，陷下则灸之，不盛不虚，以

jīng qǔ zhī　　shèng zhě　　　cùn kǒu dà yí bèi yú rén yíng　　xū zhě　　cùn kǒu fǎn xiǎo yú rén

经取之。盛者，寸口大一倍于人迎，虚者，寸口反小于人

yíng yě

迎也。

【注释】

① 丛毛：足大趾背面第一趾关节处多毛的部位，也就是前文所提到的"三毛"。

② 股阴：大腿的内侧部。

③ 颃颡：鼻腔后部之鼻后孔所在的部位，它是鼻腔与咽部相通的部位，也是鼻的内窍。

④ 狐疝：疝气的一种。睾丸时大时小，时上时下，如狐之出入无常者，叫做狐疝，又名偏坠。

【提要】 以上十二节经文分别论述了十二经脉的循行以及病证。确定了对证候寒热虚实的针灸治疗原则。十二经脉是人体气血运行的主要通路，故称十二正经。其循行经过部位有病变可作为该经所属脏腑病变的诊断依据，即经络辨证，如头痛的六经辨证。

【释义】 足厥阴肝经，起于足大趾丛毛的边缘，沿足背向上走行，到达内踝前一寸，再向上循行八寸，与足太阴脾经相交并出于其后方，此后上走至膝部腘窝的内缘，并沿着大腿的内侧，入阴毛之中，然后左右交叉环绕过阴器，上抵少腹部，继挟行于胃的两旁，并联属于本经所属的脏腑——肝（脏），再联络于与本经相表里的脏腑——胆（腑），后向上，穿过横膈膜，散布于胁肋，再沿着喉咙的后方，向上行，出于额部，与督脉会合于头顶的百会穴；它的一条支脉，从眼球连络于脑的脉络处别行而出，向下行至颊内面，环行唇口；它的另一条支脉，从肝脏别出，穿横膈膜，再向上走行注于肺脏，与手太阴经相接。

本经之经气发生病变，就会出现腰部作痛以致不能俯仰之症，男子病发疝，女子则少腹肿胀等；病情严重时，还会出现喉咙发干，面部像蒙上灰尘一样暗无光泽等。本经上的腧穴主治肝脏所发生的疾病，如胸中满闷、呕吐气逆、完谷不化、睾丸时上时下的狐疝、遗尿、小便不通等。治疗这些病证时，属于实证的就要用泻法，属于经气不足的就要用补法，属于热的就要用速针法，属于寒的就要用疾刺法，脉虚陷不起的就要用灸法，不实不虚的病用本经腧穴来调治。所谓盛，

其寸口脉的脉象要比人迎脉的脉象大一倍；所谓虚，其寸口脉的脉象反而会比人迎脉的脉象小。

【原文】 手太阴气绝则皮毛焦，太阴者，行气温于皮毛者也，故气不荣则皮毛焦，皮毛焦则津液去皮节①，津液去皮节者则爪枯毛折，毛折者则毛先死。丙笃丁死，火胜金也。

手少阴气绝则脉不通。少阴者，心脉也；心者，脉之合也。脉不通则血不流，血不流则髦②色不泽，故其面黑如漆柴者，血先死，壬笃癸死，水胜火也。

足太阴气绝则脉不荣肌肉。唇舌者，肌肉之本也，脉不荣则肌肉软，肌肉软则舌萎人中满，人中满则唇反，唇反者肉先死。甲笃乙死，木胜土也。

足少阴气绝则骨枯。少阴者，冬脉也，伏行而濡骨髓者也，故骨不濡则肉不能著也，骨肉不相亲则肉软却③，肉软却故齿长而垢，发无泽，发无泽者骨先死。戊笃己死，土胜水也。

足厥阴气绝则筋绝。厥阴者，肝脉也，肝者，筋之合也，筋者聚于阴器④，而脉络于舌本也，故脉弗荣则筋急，筋急则引舌与卵，故唇青舌卷卵缩则筋先死。庚笃辛死，金胜木也。

五阴气俱绝则目系转，转则目运⑤，目运者为志先死，

zhì xiān sǐ zé yuǎn yí rì bàn sǐ yǐ
志先死则远一日半死矣。

liù yáng qì jué zé yīn yǔ yáng xiāng lí lí zé còu lǐ fā xiè jué hàn nǎi
六阳气绝，则阴与阳相离，离则腠理⑥发泄，绝汗乃
chū gù dàn zhān xī sǐ xī zhān dàn sǐ
出，故旦占夕死，夕占旦死。

【注释】

①津液去皮节：津液丧失以致皮肤缺少液体。

②髦：头发。

③却：在此是短缩的意思。

④聚于阴器：原为"阴气"，应作"阴器"，也就是生殖器。聚于阴器的筋，主要为经筋。

⑤目运：黑睛上翻，仅露出白睛的现象。

⑥腠理：腠，是指汗孔；理，是指皮肉的纹理。

【释义】 手太阴肺经脉气耗竭，则出现皮毛焦枯的病象。因为手太阴肺经能够运行经气而温润肌表的皮肤和毫毛，所以倘若肺经经气不足，不能荣养肌肤和毫毛，就会出现皮毛焦枯。一旦出现这种病象，就表明皮毛津液缺失；皮毛丧失了津液的润泽，进而就会出现爪甲枯槁、毫毛断折等现象。出现了毫毛断折脱落的现象，就表明毫毛已经先行凋亡了。这种肺部病证，逢丙日就会加重，逢丁日就会死亡。这是因为丙、丁属火，肺五行属金，金被火克的缘故。

手少阴心经的经气耗竭，就会使血脉不通；血脉不通，血液不能流行；血液不能流行，头发和面色就会缺失光泽。所以倘若患者的面色暗黑，就好像烧焦的木炭一样，那就表明其营血已经先行衰败了。这种心的病证，逢壬日就会加重，逢癸日就会死亡。这都是因为壬、癸属水，心五行属火，水能克火的缘故。

足太阴脾经之经气耗竭，就会使经脉不能输布水谷精微而荣养肌肉。脾主肌肉，其华在唇，其脉连于舌本、散于舌下，因此由唇舌就能够观察出肌肉的状态，所以说唇舌为肌肉的根本。经脉不能输布水谷精微以荣养肌肉，就会使肌肉松软；肌肉松软，就会导致舌体萎缩、人中部肿满；人中部肿满，就会使口唇外翻，出现这种病象，就表明肌肉已经先行衰痿了。这种脾病证，逢甲日就会加重，逢乙日就会死亡。这都是因为甲、乙属木，脾五行属土，木能克土的缘故。

足少阴肾经之脉气耗竭，就会出现骨骼枯槁的病象。因为足少阴肾经是应于冬季的经脉，它走行于人体深部而濡养骨髓，所以足少阴肾经之经气耗竭，则不能濡养骨髓，导致骨骼枯槁。倘若骨骼得不到濡养而枯槁，那么肌肉也就不能再附着于骨骼上了；骨与肉分离而不能相互结合，就会使肌肉松软短缩；肌肉松软短缩，就会使牙齿显得长长了一些，并使牙齿上积满污垢，同时，还会出现头发失去光泽等现象。出现了这种病象，就表明骨骼已经先行衰败了。这种肾的病证，逢戊日就会加重，逢己日就会死亡。这都是因为戊、己属土，肾五行属水，土能克水的缘故。

　　足厥阴肝经之脉气耗竭，就会出现筋脉挛缩拘急、活动受限的病象。因为足厥阴是属于肝脏的经脉，且肝脏外合于筋，所以足厥阴肝经与筋的活动密切相关；再者，各条经筋都汇聚于生殖器部，而其脉又都上联于舌根，所以倘若足厥阴肝经之脉气不足，以致不能荣养筋脉，就会使筋脉拘急挛缩。筋脉拘急挛缩，就会导致舌体卷屈以及睾丸上缩。所以如果出现了唇色发青、舌体卷屈以及睾丸上缩等病象，那就表明筋脉已经先行败绝了。这种肝的病证，逢庚日就会加重，逢辛日就会死亡。这都是因为庚、辛属金，肝五行属木，金能克木的缘故。

　　五脏所主的五条阴经之脉气都耗竭，就会使眼球内连于脑的脉络扭转；眼球连络于脑的脉络扭转，就会使目睛上翻。出现了这种目睛上翻的病象，就表明患者的神志已经先行败绝了。倘若患者的神志已经败绝，那么他离死亡也就只剩下一天半的时间了。

　　六腑所主的六条阳经之脉气都耗竭，就会使阴气和阳气相互分离；阴阳分离，就会使肌表不固，精气外泄，而流出大如串珠、凝滞不流的绝汗；这种现象体现了人体精气败绝的病象，所以如果患者在早晨出现了这种病象，那就表明他将在当天晚上死亡，如果患者在晚上出现了这种病象，那就表明他将在第二天早晨死亡。

　　【原文】 经脉十二者，伏行分肉之间，深而不见；其常见者，足太阴过于外踝之上①，无所隐故也。诸脉之浮而常见者，皆络脉也。六经络手阳明、少阳之大络，起于五指间，上合肘中。饮酒者，卫气先行皮肤，先充络脉，络脉先盛，故卫气已平②，营气乃满，而经脉大盛。脉之卒然动者，皆邪气居之，留于本末；不动则热，不坚则陷且空，不与众同，是以知其何脉之动也。

雷公曰：何以知经脉之与络脉异也？黄帝曰：经脉者，常不可见也，其虚实也，以气口知之。脉之见者，皆络脉也。雷公曰：细子无以明其然也。黄帝曰：诸络脉皆不能经大节之间，必行绝道而出，入复合于皮中，其会皆见于外。故诸刺络脉者，必刺其结上，甚血者虽无结，急取之，以泻其邪而出其血，留之发为痹也。凡诊络脉，脉色青则寒且痛，赤则有热。胃中寒，手鱼之络多青矣；胃中有热，鱼际络赤；其暴黑者，留久痹也；其有赤、有黑、有青者，寒热气也；其青短者，少气也。凡刺寒热者，皆多血络，必间日而一取之，血尽而止，乃调其虚实；其小而短者少气，甚者泻之则闷，闷甚则仆，不得言，闷则急坐之也。

【注释】

①足太阴过于外踝之上：张介宾认为"足太阴"应为"手太阴"，"踝"与"髁"同，本注释从张氏之说。

②平：在此作"满盛"解。

【释义】 手足阴阳十二经脉，隐伏在体内而行于分肉之间的，位置深，在体表看不到；可以常见的，是足太阴脾经在内踝以上的部分，这都是因为无所隐蔽的缘故。所以大多数在浅表可以看见的这些经脉，都是络脉。在手六经络脉中，最易于诊察的就是手阳明大肠经、手少阳三焦经这两条经脉的大络，它们起于手部五指之间，由此向上在肘窝之中会合。饮酒的人，酒气会随着卫气行于皮肤，充溢络脉；络脉充盛，所以卫气平均，营气也会满盛，从而经脉也就充盈满盛。经脉突然变化，都是邪气不流通，久而化热所致。如果浮络不坚实，则有邪气侵入，经气空虚，与一般经脉不同，这样就能知道是哪条经脉受到了邪气，发生了异常的变动。

雷公问：怎么才能知道经脉与络脉之间的不同呢？黄帝说，经脉在内，因此即使发生了病变，在体表也常看不到，其虚实的变化情况，只能从气口部位脉象变化来测知。那些通过体表可以看到的脉络改变，都是络脉。雷公说：我还是不能明白这个道理。黄帝说：所有络脉都不能通过大关节部位，而是行于经脉所不到之处，再结合皮部浮络，共同会合，显于外。因此，凡是针刺络脉治疗的病变，都要刺其有瘀血聚集的地方，才能取得很好的效果。所以对于那些血气郁积的病证，虽然它还没有出现瘀血聚集的现象，但是也应该尽快采取刺络的方法，以清病邪而放出瘀血，如果把瘀血留在体内，就会导致血瘀络凝、闭塞不通的痹证。在诊察络脉病时，如果络脉所在的部位呈现青色，就是寒邪凝滞于内，气血不通导致的疼痛病证；如果络脉所在的部位呈现红色，那就表明它是体内有热。胃中有寒的患者，手鱼际部的络脉大多都会呈现青色；而胃中有热的患者，其鱼际部的络脉就会呈现出红色；鱼际的络脉如呈现出黑色的瘀络，那就说明它是邪留已久的痹病；如果络脉呈现颜色时而发红，时而发黑，又时而发青的，那就说明这是寒热错杂的病证；颜色发青且脉络短小的，那是元气衰少的征象。凡是在针刺治疗邪在浅表以致寒热错杂的病证时，因为病邪尚未深入于经，所以就应该多刺浅表的血络，同时还应隔日一刺，直到把恶血完全泻尽才能停止针刺，然后再诊察病证的虚实进行调治。络脉色青且脉形短小的，是属于元气衰少的病证。如果对元气衰少很严重的患者过用泻法，就会使他感到心中烦闷，烦闷至极就会出现昏厥倒地、不能言语等症状。如果出现这种情况，就应该立即将患者扶起，成半坐半卧位的状态，再施以急救。

【原文】 手太阴之别，名曰列缺^①，起于腕上分间^②，并太阴之经直入掌中，散入于鱼际。其病实则手锐③掌热，虚则欠㰦④，小便遗数，取之去腕寸半⑤，别走阳明也。

手少阴之别，名曰通里，去腕一寸⑥，别而上行，循经入于心中，系舌本，属目系。其实则支膈⑦，虚则不能言。取之掌后一寸，别走太阳也。

手心主之别，名曰内关，去腕二寸，出于两筋之间，循经以上，系于心包，络心系。实则心痛，虚则为烦心，取之两筋间也。

手太阳之别，名曰支正，上腕五寸，内注少阴；其别者，上走肘，络肩髃。实则节弛肘废，虚则生疣⑧，小者如指痂疥⑨，取之所别也。

手阳明之别，名曰偏历，去腕三寸，别入太阴；其别者，上循臂，乘肩髃，上曲颊⑩偏齿；其别者，入耳合于宗脉⑪。实则龋聋，虚则齿寒痹隔⑫，取之所别也。

手少阳之别，名曰外关，去腕二寸，外绕臂，注胸中，合心主。病实则肘挛，虚则不收，取之所别也。

【注释】

①手太阴之别，名曰列缺：每经之络脉，都以其从正经分出之处的腧穴的名字来命名。

②分间：分肉之间。

③手锐：手的锐骨部，也就是指手掌后方之小指侧的高骨。

④ 欠㰦：欠，就是呵欠；㰦，是形容张口的样子。形容呵欠时张口伸腰的样子。

⑤ 去腕寸半：列缺穴在手掌后方距离腕关节一寸五分的地方，因此原"去腕半寸"当为"去腕寸半"之误。

⑥ 去腕一寸：通里穴在手掌后方距离腕关节一寸的地方，因此原"去腕一寸半"当为"去腕一寸"之误。

⑦ 支膈：胸膈间支满作胀，以致感觉不舒的病证。

⑧ 疣：赘肉。

⑨ 痂疥：古代的一种皮肤病。

⑩ 曲颊：下颌后方之下颌骨的弯曲处，在耳垂的下方，因其形状屈曲，故名。

⑪ 宗脉：聚结于耳中的经脉。

⑫ 痹隔：痹是闭塞不通的意思，痹隔就是胸膈间闭塞不通的意思。

【释义】 手太阴肺经别出的络脉，名为列缺。它起始于手腕上部列缺穴两肌肉分出部，与手太阴经并行，直入于手掌内侧，并散布于大鱼际。手太阴别络病候分为虚实两证，属实证的，就会出现腕后之锐骨部与手掌部发热的症状，属虚证的，尿频，小便淋沥不尽。对于以上这些病证，都可以取用位于腕后一寸半处的列缺穴来治疗。

手少阴心经别出的络脉，名叫通里。在腕关节后一寸处分出，上行散布于大鱼际边缘，由此沿着手少阴心经的正经方向向上走行，并进入心中，然后再向上循行而与舌部相连，并连属于眼球内。倘若它发生病变，其属于实证的，就会出现胸膈间胀满不舒的症状；而其属于虚证的，就会出现不能言语的症状。对于以上这些病证，都可以取用位于手掌后方一寸处的通里穴来进行治疗，该穴位在腕关节后一寸别于手太阳经络。

手厥阴心包经别出的络脉，名叫内关。它在距离腕关节两寸处，从两筋的中间别行分出，由此再沿着手厥阴心包经的正经向上走行，而联系于心，散络心系。倘若它发生病变，其属于实证的，就会出现心痛的症状；而其属于虚证的，就会出现心中烦乱。对于以上这些病证，都可以取用位于手掌后方、两筋之间的内关穴来进行治疗。

手太阳小肠经别出的络脉，名叫支正。它从腕关节上方五寸的地方别行分出，再向内侧走行而注于手少阴心经；它有一条别行的支脉，在支正穴处别行而出，此后就向上走行，到达肘部，然后再向上循行，联络于肩髃穴所在的部位。倘若它发生病变，其属于实证的，就会出现骨节弛缓、肘关节痿废而不能活动等症状；而其属于虚证的，就会在皮肤上生出赘疣。对于以上这些病证，都可以取用手太阳小肠经的络脉从其本经所别出之处的络穴——支正穴来进行治疗。

　　手阳明大肠经别出的络脉，名叫偏历。它在手掌后方距离腕关节三寸的部位分出，由此别行进入手太阴肺经；它的一条支脉，在偏历穴处别行而出，然后就沿着手臂循行，经过肩髃穴所在的部位，再向上走行，到达下颌角处，进而斜行到牙根部并联络之；它的另一条别出的支脉，进入耳中，而与耳部的宗脉相会合。倘若它发生病变，其属于实证的，就会发生龋齿、耳聋等病证；而其属于虚证的，就会出现牙齿发冷、经气闭阻不通等症状。对于以上这些病证，都可以取用手阳明大肠经的络脉从其本经所别出之处的络穴——偏历穴来进行治疗。

　　手少阳三焦经别出的络脉，名为外关。它在手掌后方距离腕关节两寸的部位从本经分出，由此绕行于臂部的外侧，然后再向上循行，进入胸中，而与手厥阴心包经相会合。倘若它发生病变，其属于实证的，就会出现肘关节拘挛的症状；而其属于虚证的，就会出现肘关节弛缓不收的症状。对于以上这些病证，都可以取用手少阳三焦经的络脉从其本经所别出之处的络穴——外关穴来进行治疗。

【原文】 足太阳之别，名曰飞扬，去踝七寸，别走少阴。实则鼽窒，头背痛，虚则鼽衄，取之所别也。

足少阳之别，名曰光明，去踝五寸，别走厥阴，下络足跗。实则厥，虚则痿躄①，坐不能起，取之所别也。

足阳明之别，名曰丰隆，去踝八寸，别走太阴；其别者，循胫骨外廉，上络头项，合诸经之气，下络喉嗌。其病气逆则喉痹瘁喑②，实则狂巅③，虚则足不收，胫枯，取之所别也。

足太阴之别，名曰公孙，去本节之后一寸，别走阳明；其别者，入络肠胃。厥气上逆则霍乱④，实则肠中切痛，虚则鼓胀⑤，取之所别也。

足少阴之别，名曰大钟，当踝后绕跟，别走太阳；其别者，并经上走于心包，下外贯腰脊。其病气逆则烦闷，实则闭癃⑥，虚则腰痛，取之所别者也。

足厥阴之别，名曰蠡沟，去内踝五寸，别走少阳；其别者，径胫上睾，结于茎。其病气逆则睾肿卒疝，实则挺长，虚则暴痒，取之所另也。

【注释】

① 痿躄：痿，指痿软无力；躄，指足不能行。此指以下肢痿软无力，不能行走为特征的病证。

② 瘖喑：瘖，作"猝"解，是突然的意思。指突然失音，不能言语的病证。

③ 巅：同"癫"字。

④ 霍乱：病名。其发作时上吐下泻，挥霍缭乱，故名霍乱。

⑤ 鼓胀：腹胀如鼓的意思。

⑥ 闭癃：闭，是指大便闭结。癃，是指小便不通。

【释义】 足太阳经别出的络脉，名叫飞扬。它起于足之上方，距离外踝七寸的部位，由此而别行走入足少阴经。倘若经络发生病变，其属于邪实的，会出现鼻塞不通、头背部疼痛等症状；其属于正虚的，则会出现鼻塞或鼻出血。对于以上这些病证治疗时，都可以取用本经络脉别出之处的络穴——飞扬穴治疗。

足少阳经别出的络脉，名叫光明。它起于足之上方、距离外踝五寸的部位，由此而别行走入足厥阴经，然后再与本经相并而向下走行，而络于足背部。倘若络脉发生病变，其属于邪实的，就会出现下肢厥冷的症状；而其属于正虚的，就会出现下肢痿软无力以致不能行走，以及坐而不能起立等症状。对于以上这些病证，都可以取用本经络脉别出之处的络穴——光明穴治疗。

足阳明经别出的络脉，名叫丰隆。它起于足之上方、距离外踝八寸的部位，由此而别行走入足太阴经；它有一条别行的支脉，在丰隆穴处别出，然后沿着胫骨的外缘上行，络于头项部，各经的经气在该处相会合，然后再向下走行，并最终绕于咽喉部。如果经脉发病，它的病气向上逆行，就会导致咽喉肿闭、突然失音而不能言语等病证。如果它的经脉发生病变，其属于邪实的，就会出现神志失常而发癫狂；而其属于正虚的，则出现两足弛缓不收，小腿部肌肉枯痿等症。对于以上这些病证，都可以取用本经络脉别出之处的络穴——丰隆穴治疗。

足太阴经别出的络脉，名叫公孙。起于足大趾本节后方一寸处的地方，由此而别行走入足阳明经；它有一条别行的支脉，上行入腹而联络于肠胃。如果络脉的脉气厥逆上行，则发为吐泻交作之霍乱证。如果络脉发生病变，属于邪实的，就会出现腹中剧烈疼痛的病证；而其属于正虚的，就会出现腹胀如鼓的病证。对于以上这些病证，都可以取用本经络脉别出之处的络穴——公孙穴治疗。

足少阴经别出的络脉，名叫大钟。它起于足内踝的后方，由此再环绕足跟至足的外侧，而走入足太阳经；它别行而出的络脉，与足少阴经的正经相并，上行走入心包络，然后再向外下方走行，贯穿腰脊。如果络脉脉气上逆，则发生心烦胸闷的症状。如果它的经脉发生病变，其属于邪实的，则会出现二便不通的症状；而其属于正虚的，就会出现腰痛的症状。出现这些病证，都可以取用本经络脉别出之处的络穴——大钟穴治疗。

足厥阴经别出的络脉，名叫蠡沟。它起于足之上方，距离内踝五寸的部位，由此别行并走入足少阳胆经；它有一条别行的支脉，沿本经上行达于睾丸，并聚结于阴茎。如果其病气上逆，就会导致睾丸肿痛，突发为疝病。如果它的经脉发生病变，属于邪实的，就会导致阴茎勃起而不能恢复；其属于正虚的，就会出现阴部奇痒难忍等症状。对于以上这些病证，治疗时都可以取用本经络脉别出之处的络穴——蠡沟治疗。

【原文】 任脉之别，名曰尾翳^①，下鸠尾，散于腹。实则

注音： rèn mài zhī bié míng yuē wěi yì xià jiū wěi sàn yú fù shí zé

腹皮痛，虚则痒搔，取之所别也。

督脉之别，名曰长强，挟膂上项，散头上，下当肩胛左右，别走太阳，入贯膂。实则脊强，虚则头重，高摇之，挟脊之有过者②，取之所别也。

【注释】

① 尾翳：鸠尾穴的别名。

② 挟脊之有过者：过，在此是发生病变的意思。此指夹行于脊柱两侧部位的络脉发生病变而引起的病证。

【释义】 任脉别行的络脉，名叫尾翳。本经络起于鸠尾骨尖下面，向下散布于腹部。本经络发生病变，属于实的，则腹部皮肤疼痛；其属于虚的，则腹部皮肤瘙痒。治疗这些病可取用本经络穴——尾翳穴。

督脉别行的络脉，名叫长强。本经脉挟背上行到顶部，散于头上，复向下行于左右肩胛部，别行走入足太阳经，并深入贯穿脊柱两旁的肌肉。本经络发生病变，属于实的，脊柱强直以致不能俯仰；属于虚的，头部沉重、振摇不定。症状都是由于挟背脊之络脉病变引起的，在治疗时可取用本经络穴——长强穴。

【原文】 脾之大络，名曰大包，出渊腋①下三寸，布胸胁。实则身尽痛，虚则百节尽皆纵，此脉若罗络之血者，皆取之脾之大络脉也。

凡此十五络者，实则必见，虚则必下，视之不见，求之上下，人经不同，络脉异所别也。

【注释】

① 渊腋：穴位名，其穴在腋下三寸处，属于足少阳胆经。因为大包穴在腋下六寸处，正好位于渊腋穴下方三寸的地方，所以就用"渊腋下三寸"来作为寻取大包穴的标准。

【释义】 脾脏的大络，名叫大包。它起始于渊腋穴下方三寸处，由此再散布于胸胁。倘若它发生病变，其属于实证的，就会出现全身各处都疼痛的症状；而其属于虚证的，就会出现周身骨节都弛纵无力的症状。此外，当它发生病变时，还会使大包穴附近出现网络状的血色斑纹。对于以上这些病证，都可以取用脾之大络从其本经所别出之处的络穴——大包穴来进行治疗。

以上所说的十五条络脉，它们在发病时，凡是属于脉气壅盛所致之实证的，其脉络都必然会变得明显突出而容易看到；凡是属于脉气虚弱所致之虚证的，其脉络都必然会变得空虚下陷而不易察知。如果在络穴所在部位的体表处看不到任何异常的现象，那么就应当到该穴所在部位的附近去仔细观察。人的形体有高矮胖瘦的区别，因而其经脉就会有长短的不同，而其络脉所别行分出的部位也就多少会有一些差异。

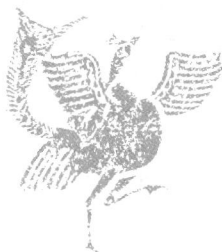

病因学说，是研究引起人体患病的多种因素及其性质、分类、致病特点等理论的学说。《内经》的病因学说，是在"人与天地相参"的整体观念指导下，以阴阳五行、藏象、经络等学说作为理论基础的。它认为人体患病的原因是多方面的。有感受外邪、情志失调、饮食失节、起居失常、劳（劳力，劳心，房劳）逸失度、跌扑损伤等。其中，外感病因从外而入，属于阳；内伤病因发于内，属于阴。由于致病因素不同，致病特点有别，证候表现也就不同。因此，临床上通过各种病变表现，进行综合分析，以认定其病因。这就是"审证求因"。

病机，是指疾病发生、发展、变化及其预后的机制。病机学说包括发病、病理变化、疾病传变等内容。这些内容又分为各种疾病的总机制，如发病条件、阴阳失调、虚实变化、脏腑经络病机、疾病转变规律等，以及各个病证、证候的具体机制两大类。

内经的病机学说，十分强调患病机体内在因素的作用，认为在正邪方面中，正气是起决定作用的。正气的强弱，不仅决定着发病与否，而且决定着疾病的轻重、虚实的性质及其变化转归。同时，还从人体是一个以脏腑为核心的统一体，和人体生命活动必须不断的与自然环境相协调，这两个基本观点出发，在分析病机时，既强调五脏六腑在病变过程中的重要地位，又重视时令更替、气候变化等自然因素与病变过程的密切关系。

病因病机篇

素问·生气通天论篇

【原文】 阴者，藏精而起亟[1]也；阳者，卫外而为固也[2]。阴不胜其阳，则脉流薄疾[3]，并乃狂。阳不胜其阴，则五脏气争[4]，九窍[5]不通。是以圣人陈阴阳[6]，筋脉和同[7]，骨髓坚固，气血皆从。如是则内外调和，邪不能害，耳目聪明，气立如故[8]。

风客淫气[9]，精乃亡，邪伤肝也。因而饱食，筋脉横解[10]，肠澼[11]为痔。因而大饮，则气逆。因而强力，肾气乃伤，高骨[12]乃坏。

凡阴阳之要，阳密乃固[13]，两者不和，若春无秋，若冬无夏。因而和之，是谓圣度[14]。故阳强不能密，阴气乃绝。阴平阳秘，精神乃治；阴阳离决，精气乃绝。

因于露风，乃生寒热。是以春伤于风，邪气留连，乃为洞泄。夏伤于暑，秋为痎疟[15]。秋伤于湿，上逆而咳，发为痿厥。冬伤于寒，春必温病。四时之气，更伤[16]五脏。

阴之所生，本在五味；阴之五宫[17]，伤在五味。是故味过于酸，肝气以津[18]，脾气乃绝[19]。味过于咸，大骨气劳[20]，短肌[21]，心气抑。味过于甘，心气喘满，色黑，肾气不衡。味过于苦，脾气不濡，胃气乃厚。味过于辛，筋脉沮弛，精神乃央[22]。

是故谨和[23]五味，骨正筋柔，气血以流，腠理以密，如是则骨气以精[24]。谨道如法[25]，长有天命[26]。

【注释】

① 起亟：亟，频数。指阴精积极不断地与阳气相应。

② 卫外而为固也：固护卫表，防御外邪。

③ 薄疾：滑急而快。

④ 五脏气争：五脏功能失调，气机失和。

⑤ 九窍：双目、双耳、双鼻孔、口、尿道口、肛门。

⑥ 陈阴阳：陈，陈列，引申为调和。此指使阴阳平衡。

⑦ 筋脉和同：和同即和谐。此指筋脉功能和谐。

⑧ 气立如故：立，行。此指脏腑经络之气运行如常。

⑨ 风客淫气：风邪侵害于里，而为注乱之气。

⑩ 横解：弛缓。

⑪ 肠澼：痢疾。

⑫ 高骨：腰间脊骨。

⑬ 阳密乃固：阳气致密于外气才能固守。

⑭ 圣度：圣人养生的法度。

⑮ 痎疟：各种疟疾。

⑯ 更伤：更，交替。伤，伤及。

⑰ 五宫：五脏。

⑱ 肝气以津：肝气过盛。

⑲ 脾气乃绝：脾气受伤害。

⑳ 大骨气劳：骨气劳伤。

㉑ 短肌：肌肉萎缩。

㉒ 夬：同"殃"。受损害。

㉓ 谨和：五味，谨慎调和五味。

㉔ 骨气以精：骨、筋、气、血、腠理均得到五味的滋养而强盛不衰。

㉕ 谨道如法：严格按照"谨和五味"的养生法则去做。

㉖ 天命：天赋的寿命。

【提要】 本文论述了阳气的重要性，讲述了阳气与阴精的互根互用关系，即阴为阳之基，阳为阴之用，阴阳偏盛偏衰，人体就会发生病变。阴阳协调的关键在于阳气必须固密于外，阴气才能充守于内。阴阳不能固密，感受邪气就会发生病变。同时也提出了伏邪学说的雏形，即感受邪气，不一定立即发病，而是经过一段时间才发病。还论述了五味入脏，太过会伤及五脏，要按照谨和五味的养生方法才能长有天命。

【释义】 岐伯说：阴气的作用是储藏精气，并且不断地生扶阳气；阳气的作用是保护体表，使体表固密。如果阴气不能制约阳气，就会导致血脉流动急促，甚至可能引发狂证。相反，如果阳气不能制约阴气，就会使五脏之气相互争扰，导致九窍闭塞不通。因此，圣人遵循阴阳的规律，使得人体的筋脉和谐通畅，骨髓强健稳固，气血运行顺畅无阻。这样一来，人体内外阴阳之气便达到了平衡与和谐，邪气无法侵入而伤害身体，人的耳目因此变得聪明敏锐，气的运行也可始终保持着其固有的规律和常态。

风邪侵入人体，导致淫乱之气弥漫，从而消耗阴精，这是邪气伤害肝脏导致的。此时若再暴饮暴食，会使肠胃筋脉松弛，形成痢疾甚至痔疮。此时大量饮酒会导致气机上逆。过度用力则会损伤肾气，使腰部脊骨受损。

阴阳的协调关键在于阳气的固密，若两者不和，就如同自然界中仅有春而无秋、仅有冬而无夏一般失衡。因此，调和阴阳，使之平衡，是养生的至高境界。当阳气过于亢盛而不能固密时，阴气便会耗散殆尽；反之，若阴阳平和协调，人的精神便能保持旺盛。一旦阴阳分离决裂，精气便会枯竭。

风邪等外感病邪的侵袭，会导致人体产生寒热之证。春季若被风邪所伤，邪气滞留体内，到了夏季便可能引发剧烈的腹泻。夏季若被暑邪所伤，到了秋季则可能患上疟疾。秋季若被湿邪所伤，湿邪上逆于肺，会导致咳嗽，甚至发展成肢体痿弱不用的痿厥病。冬季若被寒邪所伤，到了春季则可能引发温病。四季的邪气会交替侵袭人体，对五脏造成伤害。

阴精的产生，根本来源于我们日常饮食的五味。然而，储藏阴精的五脏，也会因为饮食五味的不当而受到伤害。所以，过食酸味会使肝气过度充盈而亢盛，进而影响到脾气的正常功能，导致脾气衰竭。过食咸味会损伤骨骼，使肌肉萎缩，同时还会抑制心气的正常运行。过食甜味会使心气满闷，气逆作喘，颜面发黑，肾气也会失去平衡。过食苦味会使脾气变得过于干燥而不濡润，进而影响胃气的正常运作，导致胃气壅滞。过食辛味会损伤筋脉，使其败坏弛纵，同时还会影响到精神状态，使精神受损。

因此，我们需要谨慎地调和五味，保持其平衡。这样，骨骼才能强健，筋脉才能柔和，气血才能流通顺畅，腠理才能致密。这样，骨气就会精强有力。如果我们能够重视养生之道，并依照正确的方法去实行，就能长期保持大自然赋予我们的生命力，尽享天年。

素问·至真要大论篇

【原文】夫百病之生也，皆生于风寒暑湿燥火，以之化之变①也。经言盛者泻之，虚则补之，余锡②以方士，而方士用之尚未能十全，余欲令要道必行③，桴鼓相应，犹拔刺雪污，工巧神圣④，可得闻乎？岐伯曰：审察病机⑤，无失气宜，此之谓也。

帝曰：愿闻病机何如？岐伯曰：诸风掉眩，皆属于肝；诸寒收引，皆属于肾；诸气膹郁⑥，皆属于肺；诸湿肿满⑦，皆属于脾；诸热瞀瘛⑧，皆属于火；诸痛痒疮，皆属于心；诸厥⑨固泄⑩，皆属于下；诸痿喘呕，皆属于上；诸噤⑪鼓栗⑫，如丧神守，皆属于火；诸痉项强，皆属于湿；诸逆冲上，皆属于火；诸胀腹大，皆属于热；诸燥狂越，皆属于火；诸暴强直，皆属于风；诸病有声，鼓之如鼓，皆属于热；诸病胕肿⑬，疼酸惊骇，皆属于火；诸转反戾⑭，水液浑浊，皆属于热；诸病水液，澄彻清冷，皆属于寒，诸呕吐酸，暴注下迫，皆属于热。

故《大要》曰：谨守^⑮病机，各司其属^⑯，有者求之，无者求之，盛者责之，虚者责之，必先五胜^⑰，疏其血气，令其调达，而致和平，此之谓也。

【注释】

① 之化之变：六气正常为化，六气反常为变。

② 锡：赐也，引申为经。

③ 余欲令要道必行：我想要这些主要的医理能够推广运用。

④ 工巧神圣：望而知之谓之神，闻而知之谓之圣，问而知之谓之工，切而知之谓之巧。

⑤ 病机：病之机要，病变所由出也。

⑥ 膹郁：喘急。

⑦ 肿满：水肿胀满。

⑧ 瞀瘛：瞀，视物昏花；瘛，肢体拘挛。

⑨ 厥：厥逆，肢冷。

⑩ 固泄：固，二便不通；泄，泻下。

⑪ 噤：口噤不开。

⑫ 鼓栗：战栗，寒战。

⑬ 胕肿："胕"通"跗"，足肿。

⑭ 转反戾：转筋，角弓反张。

⑮ 谨守：谨慎把握。

⑯ 司其属：分别掌握各种证候的归属。

⑰ 必先五胜：五，指五行；胜，更胜。必须先掌握人之五脏之间谁更胜的内在联系，明确五脏的盛衰。

【提要】 本文即"病机十九条"。它将临床常见病证以五脏和六气加以归纳总结，概括为中医辨证的基本条文。在病机十九条中，属五脏的有五条，属六气的有十二条，属上下的各一条。对我们临床辨证探讨病机起到以简驭繁的规范作用。

【释义】 各种疾病的发生，都源于风、寒、暑、湿、燥、火六气的变化与影响。医书上有言，病邪亢盛时应当采用泻法，正气虚弱时则应当采用补法。我曾将这些方法传授给医生们，然而他们在实际应用中却未能达到十全十美的效果。我希望这些重要的治疗原则能够得到普遍而有效的实施，达到像敲击鼓面一样迅速而显著的疗效，如同拔除刺入肉中的棘刺，洗去污浊一般迅速有效，如何让医师们达到工巧神圣的境界，可以告诉我吗？岐伯回答说：要达到这样的效果，就必须仔细观察疾病的本质，不违背调和六气的原则，这就是治疗疾病的要领所在。

黄帝问道：我希望了解疾病的发病机制是怎样的。岐伯回答说：各种因风引起的眩晕、抽搐等症状，都属于肝的病变；各种因寒引起的肢体拘挛、屈伸不利等症状，都属于肾的病变；各种因气不畅引起的胸闷、气喘等症状，都属于肺的病变；各种因湿引起的浮肿、胀满等症状，都属于脾的病变；各种因热引起的神志不清、抽搐等症状，都属于火的病变（即心火过旺）；各种疼痛、痒和疮疡等症状，都与心火（热毒）有关；各种厥逆、大小便不通或失禁等症状，都属于下部（肾或肝）的病变；各种痿证、喘息、呕吐等症状，都属于上部的病变（多责之于肺）；各种口噤不开、颤抖，如同丧失神志，都属于火的病变；各种痉挛、颈项强直等症状，都属于湿邪所致；各种气逆上冲的症状，都属于火的病变；各种腹胀的症状，都属于热的病变；各种烦躁、狂乱的症状，都属于火的病变；各种突然出现的强直症状，都属于风邪所致；各种伴有声响，如同鼓声的病证，都属于热的病变；各种皮肤肿胀、疼痛、酸楚、惊骇等症状，都属于火的病变；各种身体扭曲、反张、水液浑浊的症状，都属于热的病变；病中排出的水液清澈而冷，都属于寒的病变；各种呕吐物酸臭、急迫下泻的症状，都属于热的病变。

因此《大要》说：治疗疾病的关键在于谨守病机，明确各脏腑的病变所在，并根据病情的虚实盛衰采取相应的治疗措施。有症状就针对症状治疗，无症状也要从脏腑功能失调的角度去寻找病因。对于实证，要追究其过盛的原因；对于虚证，要查明其不足的根本。在施治之前，必须详细审察五脏之间的相生相克关系，即"五胜"（五脏间的胜复关系），然后疏通气血，使其调和畅达，恢复人体的平衡和谐，这便是治疗疾病的基本原则和要点。

灵枢·百病始生

【原文】 黄帝问于岐伯曰：夫百病之始生也，皆生于风雨寒暑，清湿①喜怒。喜怒不节②则伤脏，风雨则伤上，清湿则伤下。三部之气③所伤异类④，愿闻其会⑤。岐伯曰：三部之气各不同，或起于阴，或起于阳⑥，请言其方⑦。喜怒不节则伤脏，脏伤则病起于阴也，清湿袭虚⑧，则病起于下，风雨袭虚，则病起于上，是谓三部，至于其淫泆⑨，不可胜数。

【注释】

① 清湿：清，音"庆"，寒也，清冷。此指寒湿之邪。

② 喜怒不节：心情不和。

③ 三部之气：伤于上部的风雨之邪，伤于下部的寒湿之气，以及伤于五脏的暴喜暴怒之气。

④ 所伤异类：三部邪气所伤的部位各不相同。

⑤ 会：邪气聚会之处、伤害之处。

⑥ 或起于阴，或起于阳：或从内脏开始，或从肌表开始。

⑦ 请言其方：方，指规律。请让我说说不同邪气伤害不同部位的一般规律。

⑧ 袭虚：乘虚侵袭。

⑨ 淫泆：淫，侵淫；泆，同"溢"，布散之意。指邪气在体内侵淫传布。

【提要】 本文提出了三部之气所伤异类，以及起于阴、起于阳两个论点。

【释义】 黄帝问岐伯说：各种疾病的产生，都是由于风、雨、寒、暑、阴冷、潮湿等邪气的侵袭和喜怒哀乐等情志所伤。喜怒不加节制，会使内脏受损伤；风雨寒暑之邪，则伤人体外部。具体来说，风雨之邪，会损伤人体的上部；阴寒潮湿之邪，会侵害人体的下部。造成人体上部、内部和下部损害的三种邪气不同，我想听听其中的道理。岐伯回答说：喜、怒、哀、乐是人的情感，风、雨、寒、暑属于气候变化，阴冷潮湿则为大地环境，从致病的角度看，他们是三种不同性质的邪气，所以有的先发生在阴分，有的先发生在阳分，我就此讲讲其中的道理。凡喜怒不节等情志不调而发病的，则内伤五脏，五脏受伤则病起于阴分；若人体正气不足，再感受阴冷潮湿之邪，则病多发于下部；若人体虚弱，再受风雨侵袭，则病多发于上部。这便是邪气侵袭人体后，因侵袭部位不同而导致的三种主要发病情况。至于邪气侵入人体后如何变化，其情况复杂，不可胜数。

诊法，是通过望、闻、问、切的手段，收集临床资料，从而诊断疾病的方法。把通过这些手段所取得的资料，运用阴阳、五行、藏象、经络、病因、病机等理论，进行分析归纳，从而作为辨证论治的依据。所以，临床诊法的运用，直接关系到辨证和治疗。

《内经》中有关诊法的内容是相当丰富的，既有专篇论述的，也有散见于许多相关篇章之中的。事实证明，在《内经》成书时期，是非常重视诊法的，而且累积了丰富的经验，取得了巨大的成就。

《内经》诊法的内容，归纳起来，不外望、闻、问、切四方面，后世称之谓"四诊"。由于历史条件的限制，这四诊中的某些具体方法，目前临床已很少应用，但他的思想方法、理论观点，一直为后世遵从，并为中医诊断学的发展，开拓了道路，奠定了基础。

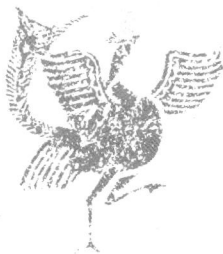

诊法篇

素问·阴阳应象大论篇

【原文】 善诊者，察色按脉，先别阴阳；审清浊^①，而知部分^②；视喘息，听音声，而知所苦^③；观权衡规矩^④，而知病所主^⑤。按尺寸，观浮沉滑涩，而知病所生；以治无过，以诊则不失矣。

【注释】

① 清浊：色泽的明暗。

② 部分：病变所在部位。

③ 所苦：病苦之所在。

④ 权衡规矩：权，秤锤；衡，秤杆。作圆之器为规，为方之器为矩，这里用来比喻脉象四时变化情况。

⑤ 所主：病在何脏。

【提要】 本文是诊法的纲要，论述了诊断疾病首要辨别阴阳属性，讲述了望闻问切诊治的主要内容及相互关系。

【释义】 所以善于诊治的医生，通过诊察患者的色泽和脉搏，先辨别病证的阴阳属性；然后审察五色的浮泽或重浊，从而知道病变的部位；观察呼吸，听患者发出的声音，可以得知痛苦的所在；诊察四时色脉的正常与否，来分析病在何脏何腑。诊察寸口的脉，从它的浮、沉、滑、涩，来了解疾病所产生之原因。这样在诊断上就不会有差错，治疗也没有过失了。

素问·脉要精微论篇

【原文】 黄帝问曰：诊法何如？

岐伯对曰：诊法常以平旦^①，阴气未动，阳气未散，饮食未进，经脉未盛，络脉调匀，气血未乱，故乃可诊有过之脉。切脉动静，而视精明^②，察五色，观五脏有余不足，六腑强弱，形之盛衰。以此参伍^③，决死生之分^④。

夫脉者，血之府也。长则气治，短则气病^⑤，数则烦心，大则病进，上盛则气高，下盛则气胀^⑥，代则气衰，细则气少，涩则心痛，浑浑革至如涌泉^⑦。病进而色弊^⑧，绵绵其去如弦绝^⑨，死。

夫精明五色^⑩者，气之华也^⑪。赤欲如白裹朱，不欲如赭；白欲如鹅羽，不欲如盐；青欲如苍璧之泽，不欲如蓝^⑫；黄欲如罗裹雄黄，不欲如黄土；黑欲如漆色^⑬，不欲如地苍^⑭。五色精微象见^⑮矣，其寿不久也。夫精明者，所以视万物、别白黑，审短长。以长为短，以白为黑，如是则精衰矣。

五脏者，中之守⑯也。中盛脏满⑰，气胜伤恐者，声如从室中言，是中气之湿也；言而微，终日乃复言者，此夺气也；衣被不敛，言语善恶，不避亲疏者，此神明之乱也；仓廪不藏⑱者，是门户不要⑲也；水泉不止⑳者，是膀胱不藏也。得守者生，失守者死。夫五脏者，身之强也。头者，精明之府㉑，头倾视深㉒，精神将夺㉓矣；背者，胸中之府，背曲肩随㉔，府将坏矣㉕；腰者，肾之府，转摇不能，肾将惫矣；膝者，筋之府，屈伸不能，行则偻附㉖，筋将惫㉗矣；骨者，髓之府，不能久立，行则振掉㉘，骨将惫矣。得强则生，失强则死。

【注释】

① 平旦：早晨。

② 精明：眼睛。

③ 参伍：相互参合分析。

④ 决死生之分：判断疾病轻重。

⑤ 长则气治，短则气病：长，指脉体应指长而超过本位；短，指脉体应指短，不及本位。此指脉体长则气血平和无病，短则气为病。

⑥ 上盛则气高，下盛则气胀：上下指寸口脉的上下部，上部脉坚，则喘满，下部脉坚，则腹胀满，寸脉长则喘咳。

⑦ 浑浑革至如泉涌：脉滚滚急促上涌，去而不返，主邪气亢盛，病情严重。

⑧ 色弊：气色败坏。

⑨ 绵绵其去如弦绝：脉弱细似有似无，如丝弦断绝，去而不返。

⑩ 精明五色：眼神和面部五色。

⑪ 气之华也：五脏精气表现于外的情况。

⑫ 蓝：靛青色，青而沉暗。

⑬ 漆色：黑而有光泽。

⑭ 地苍：青黑而枯暗的土。

⑮ 精微象见：见，通"现"。真脏色现于外。

⑯ 中之守：五脏藏精气而不泻，宜守不宜失，故曰中之守。

⑰ 中盛脏满：腹中邪盛，脏气壅滞。

⑱ 仓廪不藏：脾胃不能藏纳水谷。

⑲ 门户不要：脾胃不固，泄利不禁。

⑳ 水泉不止：失禁也。水泉，指小便不止。

㉑ 精明之府：精气汇聚的处所。

㉒ 头倾视深：低头不举，目陷无光。

㉓ 精神将夺：精气衰败。

㉔ 肩随：两肩不举。

㉕ 府将坏矣：胸中之气衰败。

㉖ 偻附：屈曲不伸，须附物而行。

㉗ 惫：衰败。

㉘ 振掉：震颤，动摇不定。

【提要】 本篇是脉要精微论，讨论了望闻问切各种诊断方法，其中以论脉更为精要深微。本篇以脉要精微为名，全文讨论了诊脉的时间、部位、方法、察色的善恶要点，以及脉象、脉证的互参等方法，展现了"四诊合参"的诊法原则，并说明脉与五脏气血盛衰的相关性，与四时相应的整体观。是中医诊断学形成、发展的基础。

【释义】 黄帝问道：诊脉的方法是怎样的呢？

岐伯回答说：诊脉通常是以清晨的时间为最好，此时人还没有劳于事，阴气未被扰动，阳气尚未耗散，饮食也未曾进过，经脉之气尚未充盛，络脉之气也很平稳安静，气血未受到扰乱，因而可以诊察出有病的脉象。在诊察脉搏动静变化的同时，还应观察目之精明，以候神气，诊察五色的变化，以审脏腑之强弱虚实及形体的盛衰，相互参合比较，以判断疾病的吉凶转归。

脉是血液汇聚的所在。长脉为气血流畅和平，故为气机正常；短脉为气不足，故为气病；数脉为热，热则心烦；大脉为邪气方张，病势正在向前发展；上部脉盛，为邪壅于上，可见呼吸急促、喘满之症；下部脉盛，是邪滞于下，可见胀满之病；代脉，为元气衰弱；细脉，为正气衰少；涩脉，为血少气滞，主心痛之症。脉来大而急速如泉水上涌者，为病势正在进展，且有危险；脉来隐约不现，微细无力，或如弓弦猝然断绝而去，为气血已绝，生机已断，故主死。

　　精明现于目，五色现于面，这都是内脏的精气所表现出来的光华。赤色应该像帛裹朱砂一样，红润而不显露，不应该像赭石那样，色赤带紫，没有光泽；白色应该像鹅的羽毛，白而光泽，不应该像盐那样白而带灰暗色；青色应该青而明润如璧玉，不应该像蓝色那样青而带沉暗色；黄色应该像丝包着雄黄一样，黄而明润，不应该像黄土那样，枯暗无华；黑色应该像重漆之色，光彩而润，不应该像地苍那样，枯暗如尘。假如五脏真色暴露于外，这是真气外脱的现象，人的寿命也就不长了。目之精明是观察万物、分别黑白、审察长短的，若长短不明、黑白不清，这是精气衰竭的现象。

　　五脏的功能是贮藏身体的精与神。邪气犯于中焦，出现脘腹胀满，邪气胜则人会出现喘而气急，异惊惕，说话声音重浊，像在空旷的房间讲话一样，这是中焦湿邪侵犯的原因；如果讲话声音低而无力，或断断续续反复讲，这是因为正气被劫；如果患者不穿衣服，不盖被子，说话错乱，不知道亲人、生人是谁，这是神智错乱的症状；如果脾胃不能贮藏食物的精气，而泄泻不止，这是中焦失职、失守；如果小便淋沥不止，是膀胱功能出现异常不能贮藏尿液。五脏功能正常，即使有病也能痊愈，五脏功能失常，不能守护身体，人就会死亡。所以说五脏能够正常贮藏人体的精气，身体才能健康。头是人体的神明所在，如果一个人头低垂，抬起无力，眼睛凹陷无光泽，这是人的神将要衰败了；人的背部是胸中器官的反应点，称作胸中之府，如果一个人背驼肩垂，是心肺功能衰竭的表现；腰部是肾所在的反应点，为肾之府，如果腰部不能转侧，是肾气衰惫的表现；膝部是筋汇聚的地方，筋受到劳损，曲伸不能，行路要曲身附物，这是筋疲惫的表现；人体的骨骼是骨髓的贮藏之地，如果人不能长久站立，行走时出现震颤摇动，这是人骨功能衰惫的表现。如果脏气能恢复强健，说明虽病可以复生；若脏气不能恢复，则预后不好，有死亡可能。

【原文】 帝曰：脉其四时动①奈何？知病之所在奈何？知病之所变奈何？知病乍在内奈何？知病乍在外奈何？请问此五者，可得闻乎？

岐伯曰：请言其与天运转大也②。万物之外，六合之内③，天地之变，阴阳之应④，彼⑤春之暖，为夏之暑，彼秋之忿⑥，为冬之怒⑦。四变之动，脉与之上下⑧，以春应中规⑨，夏应中矩⑩，秋应中衡⑪，冬应中权⑫。是故冬至四十五日，阳气微上，阴气微下；夏至四十五日，阴气微上，阳气微下。阴阳有时，与脉为期⑬，期而相失，知脉所分，分之有期，故知死时⑭。微妙在脉，不可不察，察之有纪⑮，从阴阳始，始之有经，从五行生⑯，生之有度，四时为宜⑰，补泻勿失，与天地如一⑱，得一之情⑲，以知死生。是故声合五音，色合五行⑳，脉合阴阳㉑。

【注释】

① 脉其四时动：脉有四季不同的变化。

② 其与天运转大也：其，指脉；大，指广大微妙。此言脉象之变化与天地运转相应，道理广大而微妙。

③ 万物之外，六合之内：天地内外自然界的变化。

④ 阴阳之应：阴阳的变化。

⑤ 彼：从。

⑥ 忿：肃杀。

⑦ 怒：寒冽。

⑧ 四变之动，脉与之上下：春夏秋冬四时变化，脉象随之而有浮沉之别。

⑨ 中规：圆滑流畅。

⑩ 中距：洪大方正。

⑪ 中衡：轻平虚浮。

⑫ 中权：沉伏下垂。

⑬ 阴阳有时，与脉为期：四时阴阳与脉象变化是一致的。

⑭ 分之有期，故知死时：根据脉气盛衰，推断病情轻重。

⑮ 察之有纪：诊脉有一定的纲纪。

⑯ 始之有经，从五行生：结合人体脏腑经脉进行分析，十二经脉与五行是相互配合的。

⑰ 生之有度，四时为宜：五行的生克法度与四时是相互适应的。

⑱ 补泻勿失，与天地如一：用补法泻法治疗，若没过失人体就会与天地之阴阳相统一。

⑲ 得一之情：人与天地，如一之情理。

⑳ 色合五行：五色与五行是相合的。

㉑ 脉合阴阳：脉象和四时阴阳是相合的。

【提要】 本文主要论述了脉象与四时阴阳的变化。

【释义】 黄帝问：人体的脉象怎样对应四时变化的？怎样根据脉诊知道疾病所在？怎样根据脉诊知道疾病变化？怎样根据脉诊知道疾病在内？怎样根据脉诊知道疾病是在外？请问这五个问题，您可以告诉我吗？

岐伯说：请让我从五者的变化与天地之间的关系说起吧。在万物之外，六个方位之间，自然界的变化，阴阳与之相对应。春天的时候，气候温暖，逐渐就变化为夏天的暑热，秋天的凉风劲急，逐渐变为冬天的严寒。脉象的变动是与四时更替相应的，春天的脉象圆滑，夏天的脉象方正洪大，秋季的脉象轻漂上浮，冬季的脉象沉而不浮。四季变化也是这样，冬至到立春四十五日，阳气微生须上升，阴气微降而下沉，夏至到立秋四十五日，阴气微生而上，阳气微降而沉。阴阳的升降有一定规律，人体脉象也与它相应，人体脉象如果和四时不相对应，则为病态，根据脉象变化可以诊察病变在何脏腑，再根据脏腑气血盛衰与四时相应，就可以知道人的生死。四时阴阳变化之微妙，都在脉上有所反应，故一定要仔细诊察。诊脉是有一定法则的，应先从辨别脉象阴阳开始，阴阳也有规律，也是借五行而生的，脉象的变化与四时阴阳变化相应，脉虚则用补法，脉实则用泻法，才能使人体阴阳与自然界的阴阳相一致，明白人与天地阴阳相一致的道理，才能判断人的生死。所以人的声音是与五音相应的，人的气色是与五行相应的，人的脉象是与四时阴阳变化相适应的。

素问·平人气象论篇

【原文】 欲知寸口太过与不及。寸口之脉中手短者，曰头痛。寸口脉中手长者，曰足胫痛。寸口脉中手促上击者，曰肩背病。寸口脉沉而坚者，曰病在中。寸口脉浮而盛者，曰病在外。寸口脉沉而弱，曰寒热及疝瘕、少腹痛。寸口脉沉而横①，曰胁下有积，腹中有横积痛。寸口脉沉而喘②，曰寒热。脉盛滑坚③者，曰病在外。脉小实而坚者，曰病在内。脉小弱以涩，谓之久病。脉滑浮而疾者，谓之新病。脉急者，曰疝瘕、少腹痛。脉滑曰风。脉涩曰痹。缓而滑曰热中。盛而紧曰胀。脉从阴阳，病易已；脉逆阴阳，病难已④。脉得四时之顺，曰病无他⑤；脉反四时及不间脏⑥，曰难已。

【注释】

① 沉而横：沉为在里，横为有积，主胁下腹，中有积痛。

② 沉而喘：喘，急促也。脉沉而数急，主热在内也。

③ 脉盛滑坚：脉滑大有力。

④ 脉从阴阳，病易已；脉逆阴阳，病难已：阴病得阴脉，阳病得阳脉谓之

从，病易痊愈。脉病相反为逆，病难愈。

⑤ 脉得四时之顺，曰病无他：脉与四时相应，即春弦、夏钩、秋毛、冬石，虽有病而无其他危险。

⑥ 不间脏：相克而传，如肝传脾为木克土。

【提要】 本文论述了各种脉象的主病，提出了脉之阴阳递从，脉与四时相应为顺，与四时相反则病难愈。

【释义】切脉要知道寸口脉的太过和不及。寸口脉象应指而短，主头痛。寸口脉应指而长，主足胫痛。寸口应指急促而有力，上搏指下，主肩背痛。寸口脉沉而坚硬，主病在内。寸口脉浮而盛大，主病在外。寸口脉沉而弱，主寒热、疝、少腹疼痛。寸口脉沉而横居，主胁下有积病，或腹中有积而疼痛。寸口脉沉而急促，主病寒热。脉盛大，滑而坚，主病在外。脉小实而坚，主病在内。脉小弱而涩，是为久病。脉来滑利，浮而疾数，是为新病。脉来紧急，主疝瘕、少腹疼痛。脉来滑利，主病风。脉来涩滞，主痹证。脉来缓而滑利，为脾胃有热，主病热中。脉来盛紧，为寒气痞满，主胀病。脉与病之阴阳相一致，如阳病见阳脉，阴病见阴脉，病易愈；脉与病之阴阳相反，如阳病见阴脉，阴病见阳脉，病难愈。脉与四时相应为顺，如春弦、夏钩、秋毛、冬石，即使患病，亦没什么危险；如脉与四时相反，及不间脏传变的，病难愈。

素问·玉机真脏论篇

【原文】 黄帝问曰：春脉如弦，何如而弦？岐伯对曰：春脉者肝也，东方木也，万物之所以始生也，故其气① 来，软弱轻虚而滑，端直以长，故曰弦，反此者病。

帝曰：何如而反②？岐伯曰：其气来实而强，此谓太过③，病在外；其气来不实而微④，此谓不及⑤，病在中。

帝曰：春脉太过与不及，其病皆何如？岐伯曰：太过则令人善忘，忽忽眩冒⑥而巅疾；其不及，则令人胸痛引背，下则两胁胠⑦满。

帝曰：善。夏脉如钩，何如而钩？岐伯曰：夏脉者心也，南方火也，万物之所以盛长也，故其气来盛去衰，故曰钩，反此者病。

帝曰：何如而反？岐伯曰：其气来盛去亦盛，此谓太过，病在外；其气来不盛去反盛，此谓不及，病在中。

帝曰：夏脉太过与不及，其病皆何如？岐伯曰：太过则令人身热而肤痛，为浸淫⑧；其不及，则令人烦心，上见咳唾，下为气泄⑨。

帝曰：善。秋脉如浮，何如而浮？岐伯曰：秋脉者肺也，西方金也，万物之所以收成也，故其气来，轻虚⑩以浮，来急去散，故曰浮，反此者病。

帝曰：何如而反？岐伯曰：其气来毛而中央坚，两旁虚，此谓太过，病在外；其气来毛而微，此谓不及，病在中。

帝曰：秋脉太过与不及，其病皆何如？岐伯曰：太过则令人逆气，而背痛，愠愠然⑪；其不及，则令人喘，呼吸少气而咳，上气⑫见血，下闻病音⑬。

帝曰：善。冬脉如营，何如而营？岐伯曰：冬脉者肾也，北方水也，万物之所以合⑭藏也，故其气来沉以搏，故曰营，反此者病。

帝曰：何如而反？岐伯曰：其气来如弹石者，此谓太过，病在外；其去如数者⑮，此谓不及，病在中。

帝曰：冬脉太过与不及，其病皆何如？岐伯曰：太过则令人解㑊⑯，脊脉痛而少气，不欲言；其不及则令人心悬⑰如病饥，䏚⑱中清，脊中痛，少腹满，小便变。

【注释】

① 气：脉气。

② 何如而反：相反的脉象是怎样的呢？

③ 太过：脏气太盛。

④ 不实而微：不充盈，而且微弱。

⑤ 不及：脏气不足。

⑥ 忽忽眩冒：精神恍惚，头目昏晕不清。

⑦ 胠：腋下上部分。

⑧ 浸淫：湿疮脓水蔓延扩散。

⑨ 气泄：矢气。脾虚气滞下陷，从后阴而出为矢气。

⑩ 轻虚：浮而无力。

⑪ 愠愠然：气郁不舒。

⑫ 上气：气上逆。

⑬ 下闻病音：在口腔以下的胸中听到喘息声。

⑭ 合：闭也。

⑮ 如数者：脉来虚数的。

⑯ 解㑊：懈怠身体。

⑰ 心悬：心空虚而怯。

⑱ 䏚中：季肋下挟脊两旁的空软处。

【提要】　本文描述了四季脉象，春脉如弦，夏脉如钩，秋脉如浮，冬脉如营的形态，以及四季脉象太过与不及所发生的主病。

【释义】　黄帝问：春时的脉象如弦，怎样才算弦？岐伯说：春脉主应肝脏，属东方之木。在这个季节里，万物开始生长，因此脉气来时，软弱轻虚而滑，端直而长，所以叫作弦，假如违反了这种现象，就是病脉。

黄帝问：怎样才称反呢？岐伯说：其脉气来，应指实而有力，这叫作太过，主病在外；如脉来不实而微弱，这叫作不及，主病在里。

黄帝问：春脉太过与不及，发生的病变怎样？岐伯说：太过会使人记忆力衰退，精神恍惚，头昏，两目视物旋转，发生巅顶疾病；其不及会使人胸部作痛，牵连背部，往下则两侧胁肋部位胀满。

黄帝问：讲得对！夏时的脉象如钩，怎样才算钩？岐伯说：夏脉主应心脏，属南方之火，在这个季节里，万物生长茂盛，因此脉气来时充盛，去时轻微，犹如钩之形象，所以叫作钩脉，假如违反了这种现象，就是病脉。

黄帝问：怎样才称反呢？岐伯说：其脉气来盛，去亦盛，这叫作太过，主病在外；如脉气来时不盛，去时反充盛有余，这叫作不及，主病在里。

黄帝问：夏脉太过与不及，发生的病变是怎样的？岐伯说：太过会使人身体发热，皮肤痛，热邪浸淫成疮；不及会使人心虚作烦，上部出现咳嗽涎沫，下部出现矢气下泄。

黄帝说：讲得对！秋天的脉象如浮，怎样才算浮？岐伯说：秋脉主应肺脏，属西方之金，在这个季节里，万物收成，因此脉气来时轻虚以浮，来急去散，所以叫作浮。假如违反了这种现象，就是病脉。

黄帝问：怎样才称反呢？岐伯说：其脉气来时浮软而中央坚，两旁虚，这叫作太过，主病在外；其脉气来时浮软而微，这叫作不及，主病在里。

黄帝问：秋脉太过与不及，发生的病变是怎样的？岐伯说：太过会使人气逆，背部作痛，郁闷而不舒畅；其不及会使人呼吸短气，咳嗽气喘，其上逆而出血，喉间有喘息声音。

黄帝说：讲得对！冬时的脉象如营，怎样才算营？岐伯说：冬脉主应肾脏，属北方之水，在这个季节里，万物闭藏，因此脉气来时沉而搏手，所以叫作营。假如违反了这种现象，就是病脉。

黄帝问：怎样才称反呢？岐伯说：其脉来如弹石一般坚硬，这叫作太过，主病在外；如脉去虚数，这叫作不及，主病在里。

黄帝问：冬脉太过与不及，发生的病变是怎样的？岐伯说：太过会使人精神不振，身体懈怠，脊骨疼痛，气短，懒于说话；不及则使人心如悬，如同腹中饥饿之状，季胁下空软部位清冷，脊骨作痛，少腹胀满，小便改变。

素问·疏五过论篇

【原文】帝曰：凡未诊病者，必问尝贵后贱，虽不中邪，病从内生，名曰脱营①。尝富后贫，名曰失精②，五气留连，病有所并。医工诊之，不在脏腑，不变躯形，诊之而疑，不知病名，身体日减，气虚无精，病深无气③，洒洒然④时惊。病深者，以其外耗于卫，内夺于荣。良工所失，不知病情，此亦治之一过也。

凡欲诊病者，必问饮食居处，暴乐暴苦，始乐后苦，皆伤精气。精气竭绝，形体毁沮⑤。暴怒伤阴，暴喜伤阳。厥气上行⑥，满脉去形⑦。愚医治之，不知补泻，不知病情，精华日脱⑧，邪气乃并⑨，此治之二过也。

善为脉者，必以比类奇恒⑩，从容知之，为工而不知道，此诊之不足贵，此治之三过也。

诊有三常⑪，必问贵贱，封君败伤⑫，及欲侯王⑬。故贵脱势，虽不中邪，精神内伤，身必败亡。始富后贫，虽

bù shāng xié　　pí jiāo jǐn qū　　wěi bì wéi luán　　yī bù néng yán　　　bù néng dòng shén
不伤邪，皮焦筋屈，痿躄为挛，医不能严⑭，不能动神⑮，

wài wéi róu ruò　⑯　　luàn zhì shī cháng　⑰　　bìng bù néng yí　　zé yī shì bù xíng　⑱　　cǐ zhì
外为柔弱⑯，乱至失常⑰，病不能移，则医事不行⑱，此治

zhī sì guò yě
之四过也。

fán zhěn zhě　　bì zhī zhōng shǐ　⑲　　yǒu zhī yú xù　⑳　　qiè mài wèn míng　　dāng hé nán
　　凡诊者，必知终始⑲，有知余绪⑳，切脉问名，当合男

nǚ　　lí jué yuàn jié　㉑　　yōu kǒng xǐ nù　　wǔ zàng kōng xū　　xuè qì lí shǒu　　gōng bù
女。离绝菀结㉑，忧恐喜怒，五脏空虚，血气离守，工不

néng zhī　　hé shù zhī yǔ　　cháng fù dà shāng　㉒　　zhǎn jīn jué mài　　shēn tǐ fù xíng　　lìng zé
能知，何术之语。尝富大伤㉒，斩筋绝脉，身体复行，令泽

bù xī　㉓　　gù shāng bài jié　㉔　　liú bó guī yáng　㉕　　nóng jī hán jiǒng　　cū gōng zhì zhī
不息㉓，故伤败结㉔，留薄归阳㉕，脓积寒炅。粗工治之，

qì cì yīn yáng　㉖　　shēn tǐ xiè sàn　㉗　　sì zhī zhuǎn jīn　　sǐ rì yǒu qī　　yī bù néng
亟刺阴阳㉖，身体解散㉗，四肢转筋，死日有期，医不能

míng　　bú wèn suǒ fā　　wéi yán sǐ rì　　yì wéi cū gōng　　cǐ zhì zhī wǔ guò yě
明，不问所发，惟言死日，亦为粗工，此治之五过也。

fán cǐ wǔ zhě　　jiē shòu shù bù tōng　㉘　　rén shì bù míng　㉙　yě
　　凡此五者，皆受术不通㉘，人事不明㉙也。

【注释】

① 脱营：情志忧郁而导致虚损类疾病。

② 失精：阴精衰竭。

③ 无气：正气衰竭。

④ 洒洒然：情悲畏寒的样子。

⑤ 形体毁沮：形体受损而败坏。

⑥ 厥气上行：气机逆乱上行。

⑦ 满脉去形：脉气壅满，形神涣散。

⑧ 精华日脱：精气光泽日渐衰脱。

⑨ 邪气乃并：邪气乘虚合并。

⑩ 比类奇恒：比类；比较分类；奇，反常；恒，正常。取类相比，分析正常与不正常的脉象。

⑪ 三常：贵贱、贫富、苦乐三种情况。

⑫ 封君败伤：封君，古代分封诸侯，这里指加官进爵；败伤，失势破落。

⑬ 及欲侯王：想当高官的欲望。

⑭ 医不能严：医生不能严谨认真地说服患者。

⑮ 不能动神：不能改变他的精神想法。

⑯ 外为柔弱：显得懦弱没有办法。

⑰ 乱至失常：任其发展，乱而失常。

⑱ 医事不行：达不到治疗效果。

⑲ 必知终始：必须要知道发病的开始及经过。

⑳ 有知余绪：余绪，丰端。还要知道疾病的后遗问题。

㉑ 菀结：郁结难解。

㉒ 尝富大伤：过去富有的人，一旦破落，精神蒙受巨大伤害。

㉓ 令泽不息：泽，精神；不息，不能滋长。

㉔ 故伤败结：旧伤神败气结。

㉕ 留薄归阳：邪气留而不散，化为热邪。

㉖ 亟刺阴阳：多次针刺其阴阳经脉。

㉗ 身体解散：身体懈怠而不用。

㉘ 受术不通：学术不精。

㉙ 人事不明：人情事理不明白。

【提要】 本文论述了诊病之问诊的基本规则与方法，指出了诊治疾病时医生易犯的五种过错，提醒医生不但要重视一般临床病证，而且要全面了解患者社会生活的变迁、贵贱贫富、优劣、精神状态，以及疾病的全部过程。只有诊察全面才能避免出现诊疗差错。

【释义】 黄帝说：在未诊病前，应问患者的生活情况，如果是先贵后贱，虽然没有感受外邪，也会病从内生，这种病叫"脱营"。如果是先富后贫，发病叫做"失精"，这是由于五脏之气留连不运，积并而为病。医生诊察这种病，病的初期，由于病不在脏腑，形体也无改变，医生常诊而疑之，不知是什么病。日久则身体逐渐消瘦，气虚而精无以生，病势深重则真气被耗，阳气日虚，洒洒恶寒而心怵时惊。其病势日益深重，是因为在外耗损了卫气，在内劫夺了营血。这种病即便是技术高明的医生，不问明患者的情况，不知其致病原因，也不能治愈，这是诊治上的第一个过失。

凡要诊治疾病时，一定要问患者的饮食和居住环境，以及是否有精神上的突然欢乐、突然忧苦，或先乐后苦等情况，因为突然苦乐都能损伤精气，使精气遏绝，形体败坏。暴怒则伤阴，暴喜则伤阳，阴阳俱伤，则使气机厥逆而上行，充满于经脉，而使神亦浮越，去离于形体。技术低劣的医生，在诊治这种疾病时，既不能恰当地运用补泻法，又不了解病情，致使精气日渐耗散，邪气合并，这是诊治上的第二个过失。

善于诊脉的医生，必将正常、反常比类辨别，从容分析，得知其病情，如果医生不懂得这个道理，他的诊治技术就没有什么可贵之处，这是诊病上的第三个过失。

诊病时须注意三种情况，即必须问其社会地位的贵贱、是否曾有被削爵失势之事，以及是否有欲作侯王的妄想。因为原来地位高贵，失势以后，其情志必抑郁不伸，这种人，虽然未中外邪，但由于精神已经内伤，身体必然败亡。先富后贫的人，虽未伤于邪气，也会皮毛焦枯、筋脉拘屈、足痿弱拘挛不能行走。对这类患者，医生如果不能严肃地对其开导，不能动其思想改变其精神面貌，而一味地对其柔弱顺从，任其发展下去，则必然乱而失常，导致疾病不能改变，医治也不能产生效果，这是诊治上的第四个过失。

凡诊治疾病，必须了解其发病初期和现在的病情，又要知其病的后遗问题，在诊脉问证时，应结合男女在生理及脉证上的特点。如因亲爱之人分离而怀念不绝，致情志郁结难解及忧恐喜怒等，都可使五脏空虚，血气离守，医生如不知道这些道理，还有什么诊治技术可言。曾富之人，一旦失去财势，必大伤其心神，致筋脉严重损伤，形体虽然依旧能够行动，但津液已不再滋生了。若旧伤败结，致血气留聚不散，郁而化热，归于阳分，久则成脓，脓血蓄积，使人寒热交作。粗俗的医生治疗这种病，不了解病系劳伤脓积，而多次刺其阴阳经脉，使其气血更虚，致使身体懈散，四肢转筋，死期已不远了。医生对此既不能明辨，又不问其发病原因，只是说病已危重，这是粗俗的医生，此为诊治上的第五个过失。

上述的五种过失，都是由于医生的学术不精，人情事理不明所造成的。

【原文】 圣人之治病也，必知天地阴阳，四时经纪，五脏六腑，雌雄①表里。刺灸砭石，毒药所主，从容人事②，以明经道③，贵贱贫富，各异品理④，问年少长，勇惧之理，审于分部，知病本始，八正九候⑤，诊必副矣⑥。治病之道，气内为宝⑦，循求其理，求之不得，过在表里。守数据治⑧，无失俞理，能行此术，终身不殆。不知俞理，五脏菀热，痈发六腑。诊病不审，是谓失常，谨守此治，与经相明⑨。上经下经，揆度阴阳，奇恒五中⑩，决以明堂⑪，审于终始⑫，可以横行⑬。

【注释】

① 雌雄：阴阳。

② 从容人事：从容不迫，耐心细致，了解人事情况。

③ 经道：诊病的通常规则。

④ 各异品理：各自不同的品质标格。

⑤ 八正九候：八正，指二分（春分、秋分）、二至（夏至、冬至）、四立（立春、立夏、立秋、立冬）；九候，指诊脉的三部九候，结合八正与三部九候脉象进行分析。

⑥ 诊必副矣：副，全也。诊疗技术是全面的。

⑦ 气内为宝：重视患者元气的强弱。

⑧ 守数据治：遵守表里、阴阳、脏腑、经络、气血多少及针刺浅深等规矩。

⑨ 与经相明：自会与经旨相对照。

⑩ 奇恒五中：奇恒之腑与五脏。

⑪ 决以明堂：取决于面部气色。

⑫ 审于终始：审察疾病初起与终止的全过程。

⑬ 横行：随心应手地治疗一切疾病。

【提要】 本文论述了医生要遵循的原则与必备的医德。一是必须了解天地阴阳四时节气的变化，二是全面掌握医学知识，三是要明白人情义理，四是要善于诊断，全面分析病情，推求病理，从而施以正确的治疗。

【释义】 高明的医生治疗疾病一定要明白自然的阴阳变化，四季的寒暑更替，五脏与六腑的功能，经脉的表里关系，针刺、艾灸、砭石、药物等治疗所宜，要能够详细知道人情事理，明白诊疗疾病的常见规律，知道患者的体质及生活状态特点，在诊疗疾病时，能了然于胸。知道患者年龄的不同，性情的不同，并仔细审察疾病发生的部位，了解疾病的根本原因，结合一年八个重要的节气特点，参照人体三部九候的脉象，这样的诊病方法才是全面的。治疗疾病的方法有一定规律，保护正气是最重要的，从正气的强弱变化中，找到治疗疾病的方法，如果人体正气强弱变化不明显，那疾病病位就浅，在表证与里证之间。根据治疗规范来治疗疾病，不能违背针刺取穴的规律，才能进行治疗，一生不会发生治疗差错，如果不知道取穴规律随意针刺，五脏就会功能紊乱，气郁化火，或者六腑郁热而生痈疮。疾病诊察不全面，便是违反了医理，医生应该遵守治疗疾病的法则，明白《内经》中的医理，通晓《上经》《下经》之义，诊断疾病的阴阳属性，诊察奇恒之腑与五脏之病在整个面部的变化，只有仔细研究疾病的全过程，明白其中的道理，才可以在治疗疾病时得心应手。

治则，是治疗疾病的原则，也就是《素问·移精变气论篇》所说的"治之大则"。治则是在整体观念的指导下，以诊断为依据，针对不同的病情所制定的不同治疗原则。它的内容包括了因时、因人、因地制宜，标本缓急，正治反治，热者寒之，寒者热之，盛者泻之，虚者补之等。

治法，是在治则的指导下，根据不同的具体病情，所采取的具体的治疗方法。所以它是由治疗原则所规定，并从属于一定的治疗原则的具体治疗方法。如"实则泻之"治则中的解表法、涌吐法、消导法、攻下法;"虚则补之"治则中的益气法、滋阴法、温阳法、补血法等。

本章的内容，除了《内经》中有关治则、治法的一些篇章外，还选择了有关配方的基本法则的一些内容。这些法则为后世方剂学的发展奠定了基础。

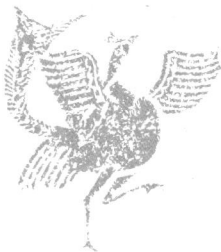

治则治法篇

素问·阴阳应象大论篇

【原文】 故邪风之至，疾如风雨，故善治者治皮毛，其次治肌肤，其次治筋脉，其次治六腑，其次治五脏。治五脏者，半死半生也。故天之邪气，感则害人五脏；水谷之寒热，感则害于六腑；地之湿气，感则害皮肉筋脉。

【释义】 所以外感致病因素伤害人体，快的就像暴风雨一样，所以一个好医生善于在虚邪贼风侵袭后治疗，其次在病邪伤至肌肤才治疗，其次是伤到筋脉再治疗，其次是到六腑才治疗，最后者是传入到五脏再治疗。至五脏再治，只有半死半生了。所以上天的邪气，侵害人体则会伤害五脏；水谷有寒热则会损害人的六腑；地之湿气，会伤害人的皮肉筋脉。

【原文】 故曰：病之始起也，可刺而已；其盛，可待衰而已①。故因其轻而扬之②，因其重而减之，因其衰而彰之③。形不足者，温之以气；精不足者，补之以味。其高者，因而越之④；其下者，引而竭之⑤；中满者，泻之于内；其有邪者，渍形以为汗⑥；其在皮者，汗而发之；其慓悍⑦者，按而收之⑧；其实者，散而泻之。审其阴阳，以别

柔刚^⑨，阳病治阴，阴病治阳，定其血气，各守其乡，血实
宜决之^⑩，气虚宜掣引^⑪之。

【注释】

① 其盛，可待衰而已：邪势太盛，不宜用针刺直接攻邪，应等待病势稍衰而后刺之。

② 扬之：轻宣疏散的方法。

③ 彰之：用扶助正气之法。

④ 越之：吐法。

⑤ 竭之：竭夺，通便的治法。

⑥ 渍形以为汗：烫药浸渍以发汗。

⑦ 慓悍：邪气急猛。

⑧ 按而收之：重镇收敛的治法。

⑨ 以别柔刚：分别选用柔剂或刚剂。

⑩ 决之：逐瘀，放血之法。

⑪ 掣引：提升补气法。

【提要】 本文论述了治病首先要辨别气血阴阳和正邪虚实，采取扶正祛邪、补虚泻实、阴虚补精、阳虚补气、阳病治阴、阴病治阳等不同治疗方法，根据病邪部位的表、里、上、下，分别使用解表、涌吐、消炎、攻下等治法。还可采用针法、药治、熏洗等多种治疗方法。对指导后世临床有重要指导意义。

【释义】 所以说：疾病在开始阶段，可用针刺治疗；病势正盛，可等其衰退时再用针刺治疗。病轻者，用发散之法治疗，病情重的用消减之法治疗，气血虚弱的，用补养之法治疗，形体虚弱的，用温补其气的方法治疗，精气不足者，补之以厚味。病在上的，用吐法；病在下的，疏泄而导之；病在中焦而胀满的，用泻下之法；邪气在表者，用汤药浸渍使其发汗；邪气在皮肤者，用发汗疗法，病势剽悍猖獗者，按照病情以收敛之法；实证，治以散发或泻法。观察病证的阴阳属性，辨别其刚柔，阳病应当治阴，阴病应当治阳，确定病邪在气在血，根据病情症态所在，血实用泻血法，气虚用导引法。

素问·至真要大论篇

【原文】帝曰：何谓逆从？岐伯曰：逆者正治，从者反治，从少从多，观其事也。

帝曰：反治何谓？岐伯曰：热因热用，寒因寒用，塞因塞用，通因通用，必伏其所主^①，而先其所因^②，其始则同，其终则异，可使破积，可使溃坚，可使气和，可使必已。

帝曰：善。气调而得者何如？岐伯曰：逆之，从之，逆而从之，从而逆之，疏气令调，则其道也。

帝曰：善。病之中外何如？岐伯曰：从内之外者，调其内，从外之内者，治其外；从内之外而盛于外者，先调其内而后治其外，从外之内而盛于内者，先治其外而后调其内；中外不相及^③，则治主病。

【注释】

① 必伏其所主：必须先制伏主病。

② 而先其所因：但必须先找出疾病的原因。

③ 中外不相及：内外没有联系的疾病。

【提要】 本文论述了正治、反治的治疗原则。正治法是针对病性、病机从正面治疗的常规治法。反治法仅是针对疾病所表现的现象针对疾病本质而言。不论正治反治都是首证相逆的，遵循治病必求于本的原则。

【释义】 黄帝问曰：什么是逆从？岐伯曰：逆就是正治法治疗，从就是用反治法治疗，反治药的多少，要根据情况来确定。

黄帝说：反治怎样讲？岐伯说：热证疾病用热药治，寒证疾病用寒药治，表现为壅塞类疾病的用补药治，表现为泄下的疾病，用泻法治，要先制伏主病，先要找出疾病发生的原因。反治法治疗，开始时好像所用药之药性与病性相同，但最终它们是相反的，它可以破除积滞，消散坚块，调畅气血，使疾病痊愈。

黄帝说：很好。调畅气机而使疾病痊愈是怎样的道理？岐伯说：或用逆治，或用从治，或先逆后从，或先从后逆，疏通气机令其调达，这就是调气的治法。

黄帝说：很好。内脏与体表相互影响的病如何治疗？岐伯说：从内脏影响到体表的，先治疗内脏的病；从体表影响到内脏的，先治体表疾病；从内脏而影响于外，又偏于外的疾病，先治内脏病，再调体表病；从体表影响内脏而偏盛于内脏者，先治其体表病再调内脏。内与外没有相互影响的病，则从发病部位所主之病来治疗。

【原文】 帝曰：论言治寒以热，治热以寒，而方士不能废绳墨①而更其道也。有病热者寒之而热，有病寒者热之而寒，二者皆在，新病复起，奈何治？

岐伯曰：诸寒之而热者，取之阴②；热之而寒者，取之阳③；所谓求其属④也。

【注释】

① 绳墨：准则的意义。

② 取之阴：用滋阴法。

③ 取之阳：用补阳法。

④ 求其属：追求疾病本质，是属于阴还是属于阳。

【提要】 本文指出了热证和寒证的治疗原则，以及虚寒、虚热的治疗方法。

【释义】 黄帝说：医理上说治寒证当用热药，治热证当用寒药，医师与方士们不能违背这些法则，而变更治疗方法。但是有些热病服用寒药后反而更热。有些寒病服用热药后反而更寒，原有的寒证与热证仍旧存在，而且更增加新的疾病，这如何治疗？

岐伯说：凡是用寒药而反热的，应该用滋阴药，用热药而反寒的，应该补其阳，这就是探求其根本的治疗方法。

【原文】 岐伯曰：主病之谓君，佐君之谓臣，应臣之谓使，非上下三品之谓①也。

帝曰：三品何谓？岐伯曰：所以明善恶②之殊贯③也。

帝曰：善。病之中外何如？

岐伯曰：调气④之方，必别阴阳，定其中外⑤，各守其乡⑥。内者内治，外者外治，微者调之，其次平之，盛者夺之，汗之下之，寒热温凉，衰之以属，随其攸利⑦，谨道如法⑧，万举万全，气血正平，长有天命。帝曰：善。

【注释】

① 谓：准则也。

② 善恶：药物的有毒、无毒。

③ 殊贯：用途各有不同。

④ 调气：调治病气。

⑤ 定其中外：判定疾病在内在外。

⑥ 各守其乡：分别掌握疾病所在部位。

⑦ 随其攸利：根据药物的利弊。

⑧谨道如法：遵照上述治法。

【提要】 本文论述了君臣佐使制方的基本法则。

【释义】 岐伯说：治疗疾病的主要药物叫做君药，辅助君药的叫做臣药，顺应于臣药的叫做使药，并不是指上、中、下三品啊。

黄帝说：什么是三品？岐伯说：三品是指药物有毒无毒，各有不同的用途。

黄帝说：对。疾病的内证外证如何治疗呢？

岐伯说：调治病气的方法，是先辨别阴阳，知道它是内证还是外证，掌握疾病所在部位。在内的治其内，在外的治其外，轻微的疾病调理它，病势重的攻伐它，或用汗法或用下法，分辨病邪寒热温凉，应用不同性质的药物治疗使病邪衰退，选对治疗疾病的方法，遵守如上法则，就可以万治万全，使气血平和，长寿天年。黄帝说：好。

素问·五常致大论篇

【原文】 岐伯曰：病有久新，方有大小，有毒无毒①，固宜常制②矣。大毒治病，十去其六，常毒治病，十去其七，小毒治病，十去其八，无毒治病，十去其九。谷肉果菜，食养尽之，无使过之，伤其正也。不尽，行复如法③，必先岁气④，无伐天和⑤，无盛盛，无虚虚，而遗人夭殃⑥，无致邪，无失正，绝人长命。

【注释】

① 有毒无毒：有毒指药性峻烈的药物，无毒指药性平和的药物。

② 常制：服药的一般常规规定。

③ 行复如法：病邪尚未尽者，仍重复上法治疗。

④ 必先岁气：必须先了解岁气的太过和不及。

⑤ 无伐天和：不违背天人相应的规律。

⑥ 遗人夭殃：使患者夭折生命，遗留灾难。

【提要】 本文论述了用药治病的法度与饮食调养的作用。药物虽能治病，但对人体正气有一定损害，要根据药性峻缓和毒性有无及大小而决定用药程度及饮食调养。

【释义】 岐伯说：疾病有新病、久病，处方有大有小，药物有毒或无毒，服用时有它的常规，用毒性大的药物治疗，疾病十分去之六分时，不可再服用，一般的毒性药物，疾病十分去七分时，不可再服，用毒性小的药物治病，疾病十分去八分时，不可再服，没有毒性的药物治病，病十分去九分，不可再服。要用五谷、肉类、果蔬等食物来调养身体，使疾病痊愈，不能过度用药，伤害人体正气。如果邪气未尽，在治疗时遵守以上法则，必须要了解今年的岁气过与不及，不违背天人相应的规律，实证不能补，虚证不能误下，而使患者夭折生命。不能误用补法使邪气更盛，不能误用泻法而伤人体正气，断送人的生命。

素问·脏气法时论篇

【原文】 毒药攻邪，五谷^①为养，五果^②为助，五畜^③为益，五菜^④为充，气味合而服之，以补精益气。此五者，有辛、酸、甘、苦、咸，各有所利，或散^⑤、或收^⑥、或缓^⑦、或急、或坚^⑧、或软^⑨，四时五脏，病随五味所宜也。

【注释】

① 五谷：粳米、大豆、麻（小豆）、麦、黍（小米）。

② 五果：桃、李、杏、栗、枣。

③ 五畜：牛、狗、羊、猪、鸡。

④ 五菜：葵、藿（豆叶）、薤、葱、韭。

⑤ 散：发散。

⑥ 收：收敛，固涩。

⑦ 缓：缓急止疼。

⑧ 坚：坚固，坚硬。

⑨ 软：柔软。

【提要】 本文指出疾病在药物治疗的同时，还应该加强饮食调养，提出了五谷为养、五果为助、五畜为益、五菜为充应结合四时、五脏之气的盛衰和具体情况而使用。

【释义】 毒药是用来治疗疾病的，五谷是养护人生命的，五果帮助五谷养护人的身体，五畜对人的五脏有益，五菜充养脏腑，这些食物合理搭配服用，能补益精气。这五类食物有辛、酸、甘、苦、咸五种味道，五味各有作用，或发散，或收敛，或缓急止痛，或坚实人的五脏，或柔软人的六腑，根据四季更迭，五脏之气的偏盛偏衰及具体情况，随其所宜选用不同的食物。

本篇所讨论的病证，有三种不同的含义：一是指疾病。疾病是有一定表现形式的病理过程，每一种疾病的发生、发展、变化及其症状表现，都具有一定的特有的规律性，如癫痫等。二是指症状。症状乃是患者的异常感觉和医生检查患者时所发现的异常变化，如咳嗽、头疼、发热、浮肿等。三是指以某一症状为主症的一类疾病。如热证、痿证等。以上这些病证，又根据其病因病机之所属，进行了内伤外感、五脏六腑、经脉等的辨证分类。如热病有风寒外感之热和情志内伤阴阳偏盛之热；咳证，有五脏咳和六腑咳；厥证，有六经之厥、十二经之厥等。这些都体现了中医辨证论治的基本特点。

《内经》记载的病证，不下一百余种，有的是专篇论述，有的散见于各篇之中。对各种病证的病因病机、临床症状、诊断分型、治则治法、预后、预防等都做了扼要的系统介绍。这些病证反映了先秦时代人们对疾病的认识。尽管其中对某些病证的分析和理解，还不够完善，但其中的内容对提高中医理论和辨证论治的水平，都具有启发作用和对现实的指导意义。

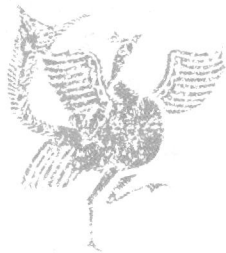

病证篇

素问·热论篇

【原文】岐伯曰：伤寒一日①，巨阳受之，故头项痛，腰脊强。二日，阳明受之，阳明主肉，其脉侠②鼻，络于目，故身热目痛，而鼻干，不得卧也。三日，少阳受之，少阳主胆，其脉循胁络于耳，故胸胁痛而耳聋。三阳经络，皆受其病，而未入于脏者，故可汗而已。四日，太阴受之，太阴脉布胃中，络于嗌③，故腹满而咽干。五日，少阴受之，少阴脉贯肾，络于肺，系舌本，故口燥舌干而渴。六日，厥阴受之，厥阴脉循阴器而络于肝，故烦满④而囊缩。三阴三阳，五脏六腑皆受病，荣卫不行，五脏不通，则死矣。

其不两感于寒者，七日，巨阳病衰，头痛少愈；八日，阳明病衰，身热少愈；九日，少阳病衰，耳聋微闻；十日，太阴病衰，腹减如故，则思饮食；十一日，少阴病衰，渴止不满，舌干已⑤而嚏；十二日，厥阴病衰，囊⑥纵，少腹微下，大气⑦皆去，病日已矣。

【注释】

① 一日：疾病的阶段，不只是第一、二、三天。下文"二日""三日"同。

② 侠：挟……两旁。

③ 嗌：咽喉。

④ 烦满：泛指烦闷愁恼之意。

⑤ 舌干已：已，停止。舌不再干渴。

⑥ 囊：阴囊。

⑦ 大气：邪气。

【提要】 本文论述了外感伤寒的一般传变规律、六经主证治疗大法及预后禁忌。列举了三阴三阳六经证候、辨证要点及传变过程，为伤寒论六经辨证奠定了理论基础。

【释义】 岐伯说：伤寒病的初始阶段，太阳经受到影响（足太阳经脉从头顶经颈部顺脊背到达腰部），就会出现头颈部疼痛不适，腰背部僵硬不舒。阳明经受到影响，阳明经主肌肉，足阳明经脉从鼻侧向上联络眼睛，所以会出现身热目痛及鼻干、不能安卧。之后少阳经受到影响，少阳主胆，足少阳经脉顺着胁肋上达耳中，就会出现胸肋疼痛并且耳朵听力减退。此阶段三阳经受到影响，但是尚未入里入阴（内脏、阴经未受到影响），所以可以以发汗来治愈疾病。如果疾病没有得到正确治疗，太阴经就受到影响了，足太阴经脉从胃中上连咽部，会出现腹部胀满及咽干。再之后少阴经受到影响，足少阴经脉贯肾络肺，上系舌本，出现口燥舌干及口渴。最后厥阴经也受到影响，足厥阴经脉环绕阴器而络于肝，出现心胸腹烦满及阴囊收缩。此时三阴三阳经脉和五脏六腑均受到影响，导致营卫不能正常运行，五脏之气不能通达，（如果不能得到正确治疗）人就会死亡。

如果感受寒邪后，患者没有出现表里俱病，则在第七阶段，太阳经病证减退，头痛向愈；然后阳明经病证减退，身热向愈；之后少阳经病证减退，耳朵逐渐能听到声音；再之后太阴经病证减退，腹满如常而欲饮食；而后少阴经病证减退，口不渴，腹不胀，舌不干，能打喷嚏；最后厥阴经病证减退，阴囊松弛，少腹下垂。至此，大的邪气已去，病也很快痊愈。

素问·咳论篇

【原文】 黄帝问曰：肺之令人咳，何也？岐伯对曰：五脏六腑皆令人咳，非独肺也。

帝曰：愿闻其状？岐伯曰：皮毛者，肺之合也。皮毛先受邪气，邪气以从其合也。其寒饮食入胃，从肺脉上至于肺，则肺寒，肺寒则外内合邪①，因而客之，则为肺咳。

五脏各以其时受病②，非其时各传以与之。

人与天地相参③，故五脏各以治时④，感于寒则受病，微则为咳，甚者为泄为痛。乘秋则肺先受邪，乘春则肝先受之，乘夏则心先受之，乘至阴⑤则脾先受之，乘冬则肾先受之。

【注释】

① 外内合邪：外感寒邪与内伤饮食之寒气相合。

② 五脏各以其时受病：各自在五脏所主的季节里发病。

③ 人与天地相参：人和自然界是相应的。

④ 治时：五脏所主的时令。

⑤ 至阴：指长夏季节。

【提要】 本文论述了咳证的病因病机，五脏六腑皆令人咳，非独肺也。本文从整体观念出发，提示咳虽为肺的病变，但其他脏腑病变也可影响肺而发生咳嗽。对后世临床有指导意义。

【释义】 黄帝问道：肺脏的病变能使人产生咳嗽，这是为什么呢？岐伯回答说：五脏六腑的病变都会使人产生咳嗽，并不是只有肺这一脏。

黄帝说：希望听您谈一谈各种咳嗽的有关情况。岐伯回答说：人体表的皮毛与肺脏外内相应合，如果皮毛感受了外界的邪气，那么邪气便会向内传到肺。若又吃了寒冷的饮食，胃中的寒邪通过肺的经脉向上侵袭到肺，则形成肺寒。这样内外寒邪相合，于是寒邪停留于肺脏，肺气不利，就形成了肺咳。

五脏分别在其所主管的时令感受邪气而发病，若不是肺所主管的秋季出现的咳嗽，这种咳嗽就是其他的脏先感受病邪，然后再将病邪传给肺所引起。

人与自然界是相应合的，所以五脏分别在它所主的时令感受寒邪而发病。轻微的，寒邪侵入肺脏而成为咳嗽，严重的，寒邪入里而成为腹泻和疼痛。一般来说，在秋天感寒肺先受邪，在春天感寒肝先受邪，在夏天感寒心先受邪，在长夏感寒脾先受邪，在冬天感寒肾先受邪。

【原文】 帝曰：何以异之①？岐伯曰：肺咳之状，咳而喘息有音，甚则唾血。心咳之状，咳则心痛，喉中介介②如梗状，甚则咽肿，喉痹。肝咳之状，咳则两胁下痛，甚则不可以转，转则两胠③下满。脾咳之状，咳则右胁下痛，阴阴④引肩背，甚则不可以动，动则咳剧。肾咳之状，咳则腰背相引而痛，甚则咳涎⑤。

帝曰：六腑之咳奈何？安所受病？岐伯曰：五脏之久咳，乃移⑥于六腑。脾咳不已，则胃受之，胃咳之状，咳而呕，呕甚则长虫⑦出。肝咳不已，则胆受之，胆咳之状，咳呕胆汁。肺咳不已，则大肠受之，大肠咳状，咳而遗失^⑧。心咳不已，则小肠受之，小肠咳状，咳而失气^⑨，气与咳俱失。肾咳不已，则膀胱受之，膀胱咳状，咳而遗溺。久咳不已，则三焦受之，三焦咳状，咳而腹满，不欲食饮。此皆聚于胃，关于肺^⑩，使人多涕唾^⑪而面浮肿气逆也。

帝曰：治之奈何？岐伯曰：治脏者治其俞，治腑者治其合，浮肿者治其经。帝曰：善。

【注释】

① 何以异之：异，分区的意义。怎样分辨他们的不同。

② 喉中介介：如梗状，喉中梗噎感。

③ 两胠：左右腋下肋部。

④ 阴阴：同"隐隐"。

⑤ 咳涎：涎，涎沫稀痰。咳吐黏沫样痰。

⑥ 移：蔓延传变之意。

⑦ 长虫：蛔虫，故称蚘。

⑧ 遗矢：大便失禁。

⑨ 失气：俗称放屁，亦称矢气。

⑩ 关于肺：联系于肺。

⑪ 涕唾：稠痰。

【提要】 本文讨论了咳证的五脏六腑分证，列举五脏六腑咳之所见症状做为辨证的主要依据。文中"聚于胃，关于肺"是后世"脾为生痰之源，肺为贮痰之器"理论渊源。本文提出针刺治疗大法，包含了分经论治的道理。

【释义】 黄帝问道：怎么来区别这些咳嗽呢？岐伯回答说：肺咳的表现为咳嗽、气喘、呼吸有声音，甚至咳血。心咳的表现为咳嗽、心痛，咽喉中像有东西梗塞一样，严重时，咽喉肿而闭塞。肝咳的表现为咳嗽时两胁下疼痛，严重时甚至不能左右转侧，一转侧，那么两胁肋部就感觉胀满。脾咳的表现为咳嗽时右胁下疼痛，并牵引肩背隐隐疼痛，严重时，不能活动，一活动咳嗽就加重。肾咳的表现为咳嗽时牵引腰背疼痛，严重时咳吐涎沫。

黄帝问道：六腑病变引起的咳嗽是什么样子呢？又是从哪里接受的病邪呢？

岐伯回答说：五脏咳嗽长久不愈，就会传给六腑。脾咳长期不愈，就会传给胃，形成胃咳，胃咳的表现为咳嗽时呕吐，呕吐严重时，甚至呕吐出蛔虫。肝咳长期不愈，就会传给胆，形成胆咳，胆咳的表现为咳嗽时呕吐胆汁。肺咳长期不愈，就会传给大肠，形成大肠咳，大肠咳的表现为咳嗽时会大便失禁。心咳长期不愈，就会传给小肠，形成小肠咳，小肠咳的表现为一咳嗽就放屁，常常是咳嗽与放屁并作。肾咳长期不愈，就传给膀胱，形成膀胱咳，膀胱咳的表现为一咳嗽小便就遗出。以上各种咳嗽长期不愈，就会传给三焦，形成三焦咳，三焦咳的表现为咳嗽、腹部胀满、不喜饮食。凡此咳嗽，不论是哪一脏腑的病变，其邪必聚于胃，并循着肺的经脉而影响及肺，使人多涕唾、面部浮肿、咳嗽气逆。

黄帝问道：如何治疗呢？岐伯回答说：治疗五脏咳，要取各经的俞穴；治疗六腑咳，要取各经的合穴；凡咳嗽所引起的浮肿，治疗时要取各经的经穴。黄帝说：说的太好了！

素问·举痛论篇

【原文】 帝曰：愿闻人之五脏卒^①痛，何气使然？

岐伯对曰：经脉流行不止，环周不休，寒气入经而稽迟^②，泣^③而不行。客于脉外则血少，客于脉中则气不通，故卒然而痛。

【注释】

① 卒：卒，通"猝"，突然之意。卒痛即突然疼痛。

② 稽迟：稽，留也；迟，运行迟缓。邪气稽留不去，气血运行迟滞。

③ 泣：凝滞。

【提要】 本文论述了疼痛的病机总纲，即客于脉外则血少，客于脉中则气不通。

【释义】

黄帝说：我想听听人体的五脏突然作痛，是什么邪气造成的呢？

岐伯回答说：人体经脉中的气血周流不止，循环没有停歇。如果寒邪侵入了经脉，就会导致经脉气血循行迟滞，凝涩而不畅行。如果寒邪侵袭于经脉外，则使经脉凝涩而血少，如果寒邪进入经脉之中，就会导致脉气不通，所以突然作痛。

【原文】 帝曰：善。余知百病生于气也，怒则气上，喜则气缓^①，悲则气消^②，恐则气下，寒则气收，炅则气泄，惊则气乱，劳则气耗，思则气结。九气不同，何病之生？

岐伯曰：怒则气逆，甚则呕血及飧泄，故气上矣。喜则气和志达，荣卫通利，故气缓矣。悲则心系急，肺布叶举，而上焦不通，荣卫不散③，热气在中，故气消矣。恐则精却④，却则上焦闭，闭则气还，还则下焦胀，故气不行矣。寒则腠理闭，气不行，故气收矣。炅⑤则腠理开，荣卫通，汗大泄，故气泄。惊则心无所倚，神无所归，虑无所定，故气乱矣。劳则喘息汗出，外内皆越⑥，故气耗矣。思则心有所存，神有所归，正气留而不行，故气结矣。

【注释】

① 气缓：心气缓散不收。

② 气消：消，消耗。耗伤气。

③ 荣卫不散：气血不能正常疏通。

④ 精却：却，迟也。精气衰退而不能上行。

⑤ 炅：热。

⑥ 外内皆越：越，泄越，散失。喘急则内气泄越，汗出则卫外之气泄越。

【提要】 本文论述了情志过度、寒热偏盛、劳力太过等因素导致全身气机失调的病机及证候。突出了情志的重要性。

【释义】黄帝说：好。我已知道许多疾病的发生都是由气机失调引起的，如暴怒则气上逆，喜则气舒缓，悲哀则气消散，恐惧则气下陷，遇寒则气收敛，受热则气外泄，受惊则气紊乱，过劳则气耗散，思虑则气郁结。这九种气的变化各不相同，会导致什么样的情况发生呢？

岐伯说：大怒会使气机上逆，严重了就会呕血，或发生飧泄，所以说这是大怒气机上逆导致的。喜则气和顺而志意畅达，荣卫之气通利，所以说喜悦导致气机和缓。悲哀太过则心脏急迫，肺叶张举，心肺舒缩不利导致上焦之气闭塞不通，营卫之气得不到布散，热气郁闭于中而耗损肺气，所以说悲伤导致气机耗散。恐惧会使精气下陷，精气下陷则升降不交，故上焦闭塞，上焦闭塞则气还归于下，气郁于下则下焦胀满，所以恐惧导致气机下陷不能运行全身。寒冷之气侵袭人体，则使腠理闭密，营卫之气不得畅行而收敛于内，所以说寒冷导致气机收敛。火热之气能使人腠理开放，荣卫通畅，汗液大量外出，致使气随津泄，所以说邪热导致荣卫之气外泄。人受惊则心悸动无所依附，神志无所归宿，心中疑虑不定，所以说惊吓导致气机紊乱。劳役过度则气动喘息，汗出过多，喘则卫气泄越，汗出过多则荣气泄越，内外之气皆泄越，所以过劳导致气耗。思则精力集中，心有所存，神归一处，以致正气留结而不运行，所以思虑导致气结。

素问·风论篇

【原文】 黄帝问曰：风之伤人也，或为寒热，或为热中，或为寒中，或为疠风^①，或为偏枯^②，或为风也^③，其病各异，其名不同。或内至五脏六腑，不知其解，愿闻其说。

岐伯对曰：风气藏在皮肤之间，内不得通，外不得泄^④。风者，善行而数变，腠理开，则洒然寒，闭则热而闷。其寒也，则衰食饮；其热也，则消肌肉。故使人怢栗^⑤而不能食，名曰寒热。风气与阳明入胃，循脉而上至目内眦，其人肥，则风气不得外泄，则为热中而目黄；人瘦，则外泄而寒，则为寒中而泣出。风气与^⑥太阳俱入，行诸脉俞，散于分肉之间，与卫气相干^⑦，其道不利^⑧。故使肌肉愤䐜^⑨而有疡，卫气有所凝而不行，故其肉有不仁^⑩也。

【注释】

① 疠风：疫疠。具有强烈传染性的疾病。

② 偏枯：当指偏风。风邪偏中于人体某脏某部，谓之偏风。

③ 或为风也：或者发展成其他的多种风病，如脑风、头风、肠风、目风。

④ 内不得通，外不得泄：经脉之气不能内通，卫外之气不能疏发。

⑤ 怢慄：寒战，发热。

⑥ 与：随着。

⑦ 相干：相搏结。

⑧ 其道不利：卫气之通道不畅通。

⑨ 愤䐜：愤，发也；䐜，胀也。肿胀之意。

⑩ 不仁：麻木，无知觉。

【提要】 本文论述了风证的发病、症状、诊断要点，说明了风者善行而数变的理论。

【释义】 黄帝询问说：风邪侵袭人体时，会导致不同的病证，如寒热、热中、寒中、疠风、偏枯及其他风病。这些病证名称不同，可能影响到五脏六腑。我想了解这些病证的原因和机制。

岐伯回答说：风邪隐藏在皮肤之间，既不能从内部排出也不能从外部发散。风的特性是善于变化且行动迅速。当皮肤的纹理（腠理）张开时，人会感到寒冷；当皮肤纹理闭合时，人会感到闷热。这种寒热变化会影响人的食欲，并导致肌肉消耗。因此，人会感到颤抖而不能正常进食，这种病称为寒热病。风邪还会循阳明经脉入胃，并循脉上行至眼睛内角，如果人体肥胖则风邪不易排出，导致发热（热中）并且眼睛发黄；如果人体消瘦则风邪易排出，导致畏寒，这是寒中病，症见眼泪自出。风邪还会侵入太阳经脉及其穴位，散布在肌肉之间，与卫气交争，导致卫气运行不利，影响肌肉，导致肿胀和出现疮疡。如果卫气凝涩，运行不畅，会导致肌肉麻木不仁。

素问·痹论篇

【原文】 黄帝问曰：痹之安生？岐伯对曰：风寒湿三气杂至，合而为痹也。其风气胜者为行痹①；寒气胜者为痛痹②；湿气胜者为着痹③也。

帝曰：其有五者何也？岐伯曰：以冬遇此者为骨痹④；以春遇此者为筋痹；以夏遇此者为脉痹；以至阴⑤遇此者为肌痹；以秋遇此者为皮痹。

帝曰：内舍五脏六腑，何气使然？岐伯曰：五脏皆有合⑥，病久而不去者，内舍于其合也。故骨痹不已，复感于邪，内舍于肾；筋痹不已，复感于邪，内舍于肝；脉痹不已，复感于邪，内舍于心；肌痹不已，复感于邪，内舍于脾；皮痹不已，复感于邪⑦，内舍于肺。所谓痹者，各以其时重感于风寒湿之气也。

【注释】

① 行痹：以疼痛游走不定为特点，亦称风痹。

② 痛痹：以疼痛剧烈为特点，亦称寒痹。

③ 着痹：以痛处重着固定或麻木不仁为特点，亦称湿痹。

④骨痹：还有脉痹、肌痹、皮痹、筋痹，风寒湿之气侵入人体的季节不同，与五脏合时命名为此。

⑤至阴：指长夏。

⑥五脏皆有合：五脏都有自己相对应的器官和部位。

⑦复感于邪：再次感受邪气。

【提要】 本文论述了痹证的病因与证候分类。风寒湿三气杂至，会而为痹，痹证按致之邪偏重分为行痹、痛痹、着痹。按四时与五脏皆有所合分为骨痹、脉痹、肌痹、皮痹、筋痹。

【释义】 黄帝问：痹证是怎样产生的？岐伯说：由风、寒、湿三种邪气杂合伤人而形成痹证。其中风邪偏盛的叫行痹，寒邪偏盛的叫痛痹，湿邪偏盛的叫着痹。

黄帝问：痹证又可分为五种，为什么？岐伯说：在冬天得病称为骨痹；在春天得病的称为筋痹；在夏天得病的称为脉痹；在长夏得病的称为肌痹；在秋天得病的称为皮痹。

黄帝问：痹证内舍五脏六腑，是什么原因呢？岐伯说：五脏都有自己相对应的器官和部位，病久不愈，必然会犯于其相合的五脏。所以骨痹不愈，复感于邪，内伤于肾；筋痹不愈，复感于邪，内伤于肝；脉痹不愈，复感于邪，内伤于心；肌痹不愈，复感于邪，内伤于脾；皮痹不愈，复感于邪，内伤于肺。总之，所说的痹证，都是在各脏腑所主之气偏旺的季节里，复感于风寒湿气而形成的。

素问·厥论篇

【原文】 黄帝问曰：厥之寒热者，何也？岐伯对曰：阳气衰于下，则为寒厥；阴气衰于下，则为热厥。

帝曰：热厥之为热也，必起于足下者，何也？岐伯曰：阳气起于足五趾之表，阴脉者，集于足下，而聚于足心，故阳气胜，则足下热也。

帝曰：寒厥之为寒也，必从五趾而上下于膝者，何也？岐伯曰：阴气起于五趾之里，集于膝下而聚于膝上，故阴气胜，则从五趾至膝上寒，其寒也，不从外，皆从内也^①。

【注释】

① 皆从内也：都是因为内脏阳虚呀。

【提要】 本文讨论了寒厥、热厥的病因病机和证候特点。

【释义】 黄帝问：厥证有寒有热，是怎样形成的呢？岐伯回答：当人体的阳气在下部衰竭时，就会出现寒厥；而当阴气在下部衰竭时，就会出现热厥。

黄帝又问：热厥证的发热，一般从足底开始，这是什么道理呢？岐伯解释说：阳经之气从足部的五个脚趾的外侧开始循行，而阴脉则汇聚在足底并向足心集中。因此，如果阴经之气在下部衰竭而阳经之气偏盛，就会导致足底发热，从而形成热厥。

黄帝接着问：寒厥证的厥冷，一般从足五趾渐至膝部，这是什么道理呢？岐伯进一步解释说：阴经之气从足部的五个脚趾的内侧开始循行，并在膝下汇集后向上聚于膝部。因此，如果阳经之气在下部衰竭而阴经之气偏盛，就会导致从足五趾至膝部的厥冷，这种厥冷不是由于外寒的侵入，都是因为内脏阳虚所致。

素问·痿论篇

【原文】 huáng dì wèn yuē wǔ zàng shǐ rén wěi hé yě
黄帝问曰：五脏使人痿，何也？

qí bó duì yuē fèi zhǔ shēn zhī pí máo xīn zhǔ shēn zhī xuè mài gān zhǔ shēn zhī jīn
岐伯对曰：肺主身之皮毛，心主身之血脉，肝主身之筋

mó pí zhǔ shēn zhī jǐ ròu shèn zhǔ shēn zhī gǔ suǐ gù fèi rè yè jiāo zé pí
膜，脾主身之肌肉，肾主身之骨髓。故肺热叶焦①，则皮

máo xū ruò jǐ bó zhuó zé shēng wěi bì yě xīn qì rè zé xià mài jué ér
毛虚弱急薄②，着③则生痿躄④也；心气热，则下脉厥而

shàng shàng zé xià mài xū xū zé shēng mài wěi shū zhé qiè jìng zòng ér bù rèn dì
上，上则下脉虚，虚则生脉痿，枢折挈⑤，胫纵而不任地

yě gān qì rè zé dǎn xiè kǒu kǔ jīn mó gān jīn mó gān zé jīn jǐ ér luán fā
也；肝气热，则胆泄口苦筋膜干，筋膜干则筋急而挛⑥，发

wéi jīn wěi pí qì rè zé wèi gān ér kě jǐ ròu bù rén fā wéi ròu wěi shèn qì
为筋痿；脾气热，则胃干而渴，肌肉不仁，发为肉痿；肾气

rè zé yāo jǐ bù jǔ gǔ kū ér suǐ jiǎn fā wéi gǔ wěi
热，则腰脊不举，骨枯而髓减，发为骨痿。

【注释】

① 肺热叶焦：叶，指肺；叶焦，指邪热伤肺。肺受热灼伤津液。

② 急薄：皮肤干枯不润泽、肌肉消瘦的症状。

③ 著：留着不去。

④ 痿躄：四肢痿软无力，废而不用。

⑤ 枢折挈：枢，枢纽，转轴这里指关节；折，折断；挈，提举。形容关
节弛缓不能进行提举活动，就像枢轴折断不能活动。

⑥ 挛：挛缩。

【提要】 论述了痿证的病因病机及症状。通过五脏合五体的理论，指出五脏

使人痿。

【释义】 黄帝问：五脏都能使人发生痿病，是什么道理呢？

岐伯回答说：肺主全身的皮毛，心主全身的血脉，肝主全身的筋膜，脾主全身的肌肉，肾主全身的骨髓。所以肺脏感受了热邪，灼伤津液，就会皮肤干枯不润泽、汗毛焦枯，热邪不去就会发病为四肢痿软无力的"痿躄"。心脏感受了热邪，可使下部的气血上逆，气血上逆就会引起下部的血脉空虚，血脉空虚就会发病为"脉痿"，使关节弛缓不能提举，就像枢轴折断不能活动，小腿软弱不能站立行走。肝脏感受了热邪，可使胆汁外溢而口苦，筋膜失养而干枯，以至筋脉挛缩拘急，就会发病为"筋痿"。脾脏感受了热邪，则灼耗胃中津液而口渴，肌肉失养而麻木不仁，就会发病为"肉痿"。肾脏感受了热邪，灼伤肾精，就会导致腰脊活动不利，髓减骨枯，就会发病为"骨痿"。

【原文】 帝曰：如夫子言可矣，论言治痿者独取阳明，何也？

岐伯曰：阳明者，五脏六腑之海，主润宗筋①，宗筋主束骨而利机关也。冲脉者，经脉之海也，主渗灌溪谷②，与阳明合于宗筋，阴阳总宗筋之会③，会于气街，而阳明为之长④，皆属于带脉，而络于督脉。故阳明虚，则宗筋纵⑤，带脉不引⑥，故足痿不用也。

帝曰：治之奈何？岐伯曰：各补其荥，而通其俞，调其虚实，和其逆顺；筋脉骨肉，各以其时受月⑦，则病已矣。帝曰：善。

【注释】

① 宗筋：三阴三阳之经汇合于前阴，称宗筋。

② 渗灌溪谷：将营养物质渗透灌注到肌肉腠理之间。

③ 总宗筋之会：阴经与阳经都汇总于宗筋。

④ 长：首领。这里是指起主要作用的意思。

⑤ 纵：纵缓无力。

⑥ 不引：不能收引。

⑦ 各以其时受月：其时，脏腑所主的季节。各以四时五脏之气当旺的月份施治之。

【提要】 提出痿证的治疗原则即治痿独取阳明。因为阳明胃经是五脏六腑之海，阴经、阳经会于宗筋，"阳明为之长"。治疗痿证要滋补精血津液，调养后天使化源充沛，宗筋得以濡润，痿证自愈。在此原则下还要根据具体情况针对有关的脏腑经络进行辨证论治，即"各补其荥而通其俞，调其虚实，和其逆顺"，并因时制宜"各以其时受月"。

【释义】 黄帝说：先生说的好！书中说治疗痿证，独取阳明经，这是什么道理呢？

岐伯说：阳明经是五脏六腑的源泉，主润养宗筋，宗筋主管骨而利于关节的屈伸活动。冲脉为十二经气血汇聚之所，它将营养物质渗透灌注到肌肉腠理之间，与阳明经会合于宗筋，阴经阳经都总会于宗筋，再会合于气街穴，而阳明经又为诸经首领，这些经脉都连属于带脉，连络到督脉。所以阳明经气血不足，则宗筋纵缓无力，带脉也不能收引诸经，导致足痿不能行走。

黄帝问：怎样治疗呢？ 岐伯说：调补各经的荥穴，疏通各经的俞穴，这样可以调节机体的虚实和气血的逆顺，筋、脉、骨、肉的病变，各在其所合之脏脏气旺盛的月份进行治疗，疾病就会痊愈。黄帝说：说的很对。

素问·水热穴论篇

【原文】 黄帝问曰：少阴何以主肾？肾何以主水？

岐伯对曰：肾者，至阴①也；至阴者，盛水也。肺者，太阴也，少阴者，冬脉也。故其本在肾，其末在肺，皆积水也。帝曰：肾何以能聚水而生病？岐伯曰：肾者，胃之关也②，关门不利，故聚水而从其类也。上下溢于皮肤，故为浮肿③。浮肿者，聚水而生病也。帝曰：诸水皆生于肾乎？岐伯曰：肾者，牝④脏也。地气上者⑤，属于肾，而生水液也，故曰至阴。勇而劳甚⑥，则肾汗出，肾汗出逢于风，内不得入于脏腑，外不得越于皮肤，客于玄府，行于皮里，传为浮肿。本之于肾，名曰风水⑦。所谓玄府者，汗空也。

【注释】

① 至阴：阴气最盛的脏器。

② 肾者，胃之关也：关，主管开放、出入的关口。肾主二阴，水谷入胃，清者从前阴出，浊者从后阴出，故为胃之关。

③ 浮肿：原文为"胕"，胕本意指足背，在这里与"肤"同，指皮肤浮肿。

④ 牝：原意指雌性动物，在此指为阴，与牡相对，牡指雄性，为阳。

⑤ 地气上者：由下而上蒸腾。

⑥ 勇而劳甚：因勇猛的行为而劳累过度。

⑦ 风水：水肿固风而得之，名其本在于肾，亦名肾风。

【提要】 本文论述了水肿病的病机和症状。突出了肺肾两脏的根本关系。

【释义】 黄帝问道：少阴为何主宰肾脏？肾脏为何主宰水液代谢？

岐伯回答说：肾脏，阴气最盛的脏器。极阴的脏器，是储存水液的地方。肺脏，是太阴之脏。少阴，是旺于冬令的经脉。所以水液代谢的根本在于肾脏，水液代谢的外在表现在肺脏，这两个脏腑都能储存水液，并影响其代谢。黄帝问：肾脏为什么能够聚积水液而引发疾病呢？岐伯说：肾脏，肾主二阴，水谷入胃，清者从前阴出，浊者从后阴出，如果关阖不利，就会导致水液聚积，并且发生类似的疾病。水液上下泛滥，溢出于皮肤，就形成了皮肤浮肿。水肿，就是因为水液聚积而引发的疾病。黄帝问：所有的水液疾病都源于肾脏吗？岐伯说：肾脏是阴性脏器，肾脏能够归束由下而上蒸腾之气，从而生成水液，所以说肾脏是至阴之脏。如果因勇猛的行为而劳累过度，肾脏就会出汗。肾脏的汗水如果遭遇风邪，既不能进入脏腑，也不能通过皮肤排出，就会停留在皮肤的毛孔中，在皮下运行，最后发展成为水肿。这种水肿，其根源在肾脏，所以名肾风。所谓的"玄府"，就是指汗孔。

素问·汤液醪醴论篇

【原文】帝曰：夫病之始生也，极微极精①，必先入结于皮肤。今良工皆称曰病成，名曰逆，则针石不能治，良药不能及也。今良工皆得其法，守其数②，亲戚兄弟远近音声日闻于耳，五色日见于目，而病不愈者，亦何暇③不早乎？岐伯曰：病为本，工为标，标本不得④，邪气不服，此之谓也。

帝曰：其有不从毫毛而生⑤，五脏阳已竭⑥也，津液充郭⑦，其魄独居⑧，孤精于内⑨，气耗于外，形不可与衣相保⑩，此四极急而动中⑪，是气拒于内而形施于外，治之奈何？岐伯曰：平治于权衡⑫，去菀陈莝⑬，微动四极，温衣，缪刺⑭其处，以复其形。开鬼门⑮，洁净府⑯，精以时服⑰；五阳已布，疏涤五脏⑱，故精自生，形自盛，骨肉相保，巨气乃平⑲。帝曰：善。

【注释】

① 极微极精：微，轻微。精，单纯，单一。

② 得其法，守其数：懂得疾病的治法，掌握治疗的技术与时机。

③ 眐：空闲之意，这里指延误时间。

④ 标本不得：医患不合作。

⑤ 不从毫毛而生：病从内生。

⑥ 五脏阳已竭：竭，阻遏。指五脏阳气被遏抑，津液不化，聚而为水肿。

⑦ 津液充郭：津液，指水气；郭，同"廓"，指形体胸腹。指水气充溢于胸腹四肢。

⑧ 其魄独居：魄，属阴，这里指阴津之液。指肺阴独盛，阴津水液内留。

⑨ 孤精于内：阴盛于内。

⑩ 形不可与衣相保：形体浮肿，致形体与衣服不相称。

⑪ 四极急而动中：四极，四肢；急，浮肿胀急；动中，中气喘动。四肢肿胀而中气不能疏发而喘动。

⑫ 平治于权衡：权，称锤；衡，称杆。意指调整阴阳使之平衡。

⑬ 去菀陈莝：菀，郁积也；陈，日久、陈积；莝，铡除杂草。去除日久积滞于体内的糟粕物质。

⑭ 缪刺：左病刺右，右病刺左的治法。

⑮ 开鬼门：发汗。

⑯ 洁净府：利小便。

⑰ 精以时服：按四季特点，让患者吃些精美的食物补充营养，使阳气得以恢复。

⑱ 五阳已布，疏涤五脏：五阳，五脏阳气。布，输布宣达。疏涤，疏通荡涤。

⑲ 巨气乃平：邪气就能平复了。

【释义】 黄帝说：疾病初期阶段，往往病情轻微，病位表浅单一，是先侵袭于皮肤，与卫气搏结形成表证。现在的医生泛泛一看，都说是病已经成，而且发展和预后不好，用针石不能治愈，吃汤药也不能达到病所。这些医生（也算是）懂得疾病的治法，掌握治疗的技术与时机，操作规范，与患者像亲戚兄弟一样亲近，患者声音的变化每日都能听到，患者五色的变化每日都能看到，然而患者的病却没有治愈，这又怎么谈得上是延误时间呢？岐伯说：这是因为疾病为本，治疗方法为标，医患不合作，病邪就不能被制服，原因就在这里。

黄帝道：有些病从不外生，而是五脏阳气遏抑，津液不化，以致于水气充溢于胸腹四肢，这时肺阴独盛，阴津水液内留，阴盛于内，阳气浮散消耗于外，形体浮肿，致形体与衣服不相称，四肢肿胀而中气不能疏发，成喘动，这是阴气格拒于内，而水气弛张于外，这种情况怎么治疗呢？岐伯说：要平复水气，当根据病情，调整阴阳使之平衡，去除日久积滞于体内的糟粕物质，并叫患者四肢做些轻微运动，令阳气渐次宣行，穿衣服要温暖一些，助其肌表升阳，使阴凝易散。用左病刺右、右病刺左的治法，针刺肿处，以恢复原来的形态。用发汗和利小便的方法，开汗孔，泻膀胱，按四季特点，让患者吃些精美的食物补充营养；五脏阳气得以恢复，输布宣达，疏通荡涤郁浊，这样，精气自会生成，形体也强盛，骨骼与肌肉保持着常态，邪气就能平复了。黄帝道：讲得很好。

素问·奇病论篇

【原文】 帝曰：有病口甘者，病名为何？何以得之。

岐伯曰：此五气之溢①也，名曰脾瘅②。夫五味入口，藏于胃，脾为之行其精气，津液在脾，故令人口甘也。此肥美③之所发也。此人必数食甘美而多肥也。肥者令人内热，甘者令人中满，故其气上溢，转为消渴④。治之以兰⑤，除陈气也。

帝曰：有病口苦，取阳陵泉，口苦者，病名为何？何以得之？

岐伯曰：病名曰胆瘅。夫肝者，中之将也，取决于胆，咽为之使⑥。此人者，数谋虑不决⑦，故胆虚，气上溢，而口为之苦。治之以胆募、俞。治在《阴阳十二官相使》中。

【注释】

① 五气之溢：五气，五谷之气。五谷之气化于脾，其气上溢，则口中味甘。

② 脾瘅：脾热之疾。

③ 肥美：肥甘厚腻的食物。

④ 消渴：病名。

⑤ 兰：佩兰、兰草。其气味芳香，可以去掉陈腐、积蓄的邪热之气。

⑥ 咽为之使：咽是肝的外使。

⑦ 数谋虑不决：反复谋略思考，不能做出决断。

【提要】 本文论述了脾瘅与胆瘅的病机、症状及治法。其中脾瘅即消渴证。由于脾胃燥热，湿热壅脾久之伤津化燥，症见多食善饮、消疲、多尿等主症。

【释义】 黄帝又问：有的人口中发甜，这是什么病？是怎么得的呢？

岐伯说：这是由于五谷之气化于脾，其气上溢，则口中味甘，病名叫做脾热之疾。人进食五谷后，食物先储存在胃中，由脾来运化其中的精气，津液在脾中（存贮过多），不能输布到全身，上溢到口中，导致口中发甜。这通常是由于过食肥美甘甜的食物导致的。这种人必然是经常进食肥甘厚腻的食物。肥甘厚味之品会使人产生内热，甘甜食物则会使人脾胃满闷，导致脾热上溢，转化为消渴病。治疗这种病，可以用佩兰、兰草。其气味芳香，可以去掉陈腐、积蓄的邪热之气。

黄帝又问：有人口中发苦，取阳陵泉治疗仍然不愈，这是什么病？是怎么得的呢？

岐伯回答说：这种病叫做"胆瘅"。肝是五脏中的将军，主谋虑，胆为中正之官，主决断，而咽则是胆的外使。如果人反复谋略思考，不能做出决断，长时间处在紧张和忧虑之中，会导致胆的功能失调，胆汁上溢，从而使得口中出现苦味。治疗这种病，可以选取胆经的募穴和背部的胆俞穴进行针灸或按摩。具体治疗方法在《阴阳十二官相使》中有详细记载。

【原文】 帝曰：人生而有病巅疾①者，病名曰何？安所得之？岐伯曰：病名为胎病②，此得之在母腹中时，其母有所大惊，气上而不下，精气并居③，故令子发为巅疾也。

帝曰：有病痝然④如有水状，切其脉大紧，身无痛者，

xíng bù shòu　bù néng shí　shí shǎo　míng wéi hé bìng　qí bó yuē　bìng shēng zài shèn

形 不 瘦， 不 能 食， 食 少， 名 为 何 病？ 岐 伯 曰： 病 生 在 肾，

míng wéi shèn fēng　shèn fēng ér bù néng shí　shàn jīng　jīng yǐ　xīn qì wěi zhě sǐ　dì

名 为 肾 风。 肾 风 而 不 能 食， 善 惊， 惊 已， 心 气 痿 者 死。 帝

yuē　shàn

曰： 善。

【注释】

① 巅疾：癫痫病。

② 胎病：先天性疾病。俗称"胎里病"。

③ 精气并居：气，因大惊而逆乱之气。精气与惊乱之气相并。

④ 瘾然：面目浮肿的样子。

【提要】 本文指出癫痫等精神疾病与先天有关，多由妇女妊娠期间严重精神刺激所致。

【释义】 黄帝说：人出生以后就患有癫痫病的，病的名字叫什么？是怎样得的呢？岐伯说：病的名字叫胎病，这种病是先天性疾病，胎儿在母腹中得的，当时由于其母曾受到很大的惊恐，气逆于上而不下，胎儿精气与惊乱之气相并，故其生下来就患癫痫病。

黄帝说：面目浮肿，像有水肿的样子，切按脉搏大而且紧，身体没有痛处，形体也不消瘦，但不能吃饭，或者吃的很少，这种病叫什么呢？岐伯说：这种病根源在肾脏，名叫肾风。肾风患者到了不能吃饭、常常惊恐的阶段，若惊后心气不能恢复，则容易导致死亡。黄帝说：说的好。

素问·病能论篇

【原文】帝曰：有病怒狂①者，此病安生？岐伯曰：生于阳②也。

帝曰：阳何以使人狂？岐伯曰：阳气者，因暴折而难决③，故善怒也，病名曰阳厥。

帝曰：何以知之？岐伯曰：阳明者常动④，巨阳、少阳不动⑤，不动而动大疾⑥，此其候也。

帝曰：治之奈何？岐伯曰：夺其食⑦即已。夫食入于阴，长气于阳⑧，故夺其食即已。使之服以生铁洛为饮，夫生铁洛者，下气疾也⑨。

【注释】

① 怒狂：多怒发狂之证。

② 生于阳：由于阳盛逆乱而成。

③ 暴折而难决：暴折，剧大的挫折、抑制。难决，难以控制、宣泄。

④ 阳明者常动：阳明经的冲阳、大迎、人迎穴通常是搏动的。

⑤ 巨阳、少阳不动：太阳、少阳经的穴位通常是不搏动的。

⑥ 不动而动大疾：不应搏动的穴位反而搏动，且搏动得大而快速。

⑦ 夺其食：强制患者少食或不食。

⑧ 食入于阴，长气于阳：食入于胃而化于脾，故曰食入于阴。经脾而化生阳气，故曰长气于阳。

⑨ 下气疾也：重镇降气开结的作用是很快的。

【提要】 本文论述了怒狂证的病因病机、治疗方法及具体方药。以生铁落佐宁心安神、清热化痰之药的治法至今在临床应用广泛。

【释义】 黄帝问：有的人会有多怒发狂之证，这种病是怎么产生的呢？岐伯回答：这种病是由于阳盛逆乱而成的。

黄帝又问：阳气怎么会使人发狂呢？岐伯说：阳气在人体内，巨大的挫折难以控制、宣泄，就会导致人易怒发狂。这种病证叫做"阳厥"。

黄帝说：这是什么道理呢？岐伯说：在正常的情况下，阳明经的冲阳、大迎、人迎穴通常是搏动的，太阳、少阳穴位通常是不搏动的，不应搏动的穴位反而搏动，且搏动得大而快速，这就是病生于阳气的征象。

黄帝说：如何治疗呢？岐伯说：对于这种病，可以通过强制患者少食或不食来治疗，食入于胃而化于脾，经脾而化生阳气。另外，还可以让患者服用含有生铁落（即铁屑落入药液中制成的药物）的饮品，因为生铁落重镇降气开结的作用是很快的。

灵枢·痈疽

【原文】 夫血脉营卫，周流不休，上应星宿①，下应经数②。寒邪客于经络之中则血泣③，血泣则不通，不通则卫气归④之，不得复反⑤，故痈肿。寒气化为热，热胜则腐肉，肉腐则为脓，脓不泻则烂筋，筋烂则伤骨，骨伤则髓消，不当骨空⑥，不得泄泻⑦，血枯空虚⑧，则筋骨肌肉不相荣⑨，经脉败漏⑩，熏于五脏，脏伤故死矣。

【注释】

① 上应星宿：与天上的天体运动规律相合。

② 下应经数：与地上的江河流动相对应。

③ 血泣：血液凝滞不通。

④ 归：趋也。引申为蕴积。

⑤ 不得复反：不能恢复周流。

⑥ 不当骨空：当，在。不在骨节空隙之处。

⑦ 不得泄泻：郁热得不到排泄。

⑧ 血枯空虚：煎熬血液而令其枯竭。

⑨ 不相荣：得不到营养。

⑩ 败漏：破溃败腐。

【提要】 本文讨论了痈疽的病因病机。指出痈疽的发生，是由于寒邪客于经络之中，影响血液运行，局部肉腠皮肤红肿热甚而成。痈疽即成，肉腐化浓，脓液应及时排出，否则进一步烂筋伤骨、消髓、枯血络至经脉败漏，血热侵入五脏，病深不可救治，危及生命。

【释义】 经脉中的气血运行不息，与天上的天体运动规律相合，与地上的江河流动相对应。血脉营卫之气在周流不息的过程中，如果寒邪侵入经络之中，就会使血液凝滞不通，卫气被阻而不能蕴积，不能恢复周流，于是形成痈肿。寒气郁久化热，热邪过盛会腐蚀肌肉，使肌肉腐烂而形成脓液，脓液不排出就会烂筋，筋烂则伤骨，骨伤则骨髓消耗，痈毒不在骨节空隙之处，郁热就得不到排泄，煎熬血液而枯竭，筋骨肌肉得不到营养，经脉破溃败腐，脓毒熏灼五脏，五脏受损就会导致死亡。

【原文】 huáng dì yuē 黄帝曰：fū zǐ yán yōng jū 夫子言痈疽，hé yǐ bié zhī 何以别之？qí bó yuē 岐伯曰：yíng wèi jī liú yú jīng mài zhī zhōng 营卫稽留于经脉之中，zé xuè qì ér bù xíng 则血泣而不行，bù xíng zé wèi qì cóng zhī ér bù tōng 不行则卫气从之而不通，yōng è ér bù dé háng 壅遏而不得行，gù rè 故热。dà rè bù zhǐ 大热不止，rè shèng 热胜，zé ròu fǔ 则肉腐，ròu fǔ zé wéi nóng 肉腐则为脓。rán bù néng xiàn 然不能陷①gǔ suǐ bù wéi jiāo kū 骨髓不为焦枯②，wǔ zàng bù wéi shāng 五脏不为伤，gù mìng yuē yōng 故命曰痈。

huáng dì yuē 黄帝曰：hé wèi jū 何谓疽？qí bó yuē 岐伯曰：rè qì chún shèng 热气淳盛③，xià xiàn jī fū 下陷肌肤，jīn suǐ kū 筋髓枯，nèi lián wǔ zàng 内连五脏，xuè qì jié 血气竭，dāng qí yōng xià 当其痈下，jīn gǔ liáng ròu jiē wú yú 筋骨良肉皆无余，gù mìng yuē jū 故命曰疽。jū zhě 疽者，shàng zhī pí yāo yǐ jiān 上之皮夭以坚④，shàng rú niú lǐng zhī pí 上如牛领之皮⑤。yōng zhě 痈者，qí pí shàng bó yǐ zé 其皮上薄以泽。cǐ qí hòu yě 此其候也。

【注释】

① 然不能陷：不能深陷到骨髓。

② 不为焦枯：不会被灼伤而焦枯。

③ 淳盛：亢盛。

④ 皮夭以坚：夭，色黑暗不泽。此指皮色晦暗而坚硬。

⑤ 牛领之皮：牛颈部的皮，触之坚厚。

【提要】 本文论述了痈和疽的鉴别，两者虽均为疮疡病，但一般痈为阳证，多见红肿热痛，表皮薄而有光泽，病位浅，破溃排脓后，疮口易敛。疽为阴证，多皮色不变，漫肿、平坦、不热，病位深，溃后脓液清稀或冷稠臭秽，疮口难以收敛，易内陷而成败证。

【释义】 黄帝问："夫子（岐伯）您所说的痈和疽，应如何鉴别它们呢？"岐伯回答说："如果营气稽留在经脉中，血液就会凝涩而不能畅行，卫气也会因此不能通畅，形成壅阻不能运行的状态，进而生热。如果这种大热不能休止，热毒偏盛，就会使肌肉腐烂，肌肉腐烂则化为脓。如果这种热毒仅仅浮于浅表，不会深陷到体内，骨髓不会被其灼伤而焦枯，五脏也不会受其伤害，这种疾病就被命名为痈。

黄帝问：什么是疽呢？岐伯回答说：如果热毒之气亢盛，深入肌肤，使筋髓枯萎，向内连及五脏，使气血耗竭，那么在痈肿的部位，筋骨和肌肉全都败坏无余，这种疾病就被命名为疽。疽的特征是患部皮色黑暗不泽而坚硬，如牛颈项的皮，触之坚厚。而痈的特征则是患部皮薄而且颜色光泽。这就是痈和疽的区别。"